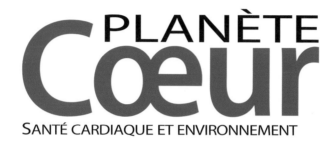

# PLANÈTE Cœur

SANTÉ CARDIAQUE ET ENVIRONNEMENT

**Catalogage avant publication de Bibliothèque et Archives nationales du Québec et Bibliothèque et Archives Canada**

Reeves, François

    Planète Cœur : santé cardiaque et environnement

    Publ. en collab. avec Éditions du CHU Sainte-Justine.

    ISBN 978-2-89544-176-2

    1. Cœur - Maladies - Aspect de l'environnement. 2. Appareil cardiovasculaire - Maladies - Aspect de l'environnement. I. Titre.

RC682.R43 2010                616.1'2071                C2010-942327-5

Impression : Marquis imprimeur

Photographies : Les photos des pages 44, 47, 48 (bas), 51, 164 (haut), 169, 170, 172, 175 et les photos du début des chapitres (sauf quand il y a une mention) sont de l'auteur.

Page 185 : Sérigraphie *L'homme qui plantait des arbres*, Frédéric Back © Atelier Frédéric Back
      www.fredericback.com

© Éditions MultiMondes et Éditions du CHU Sainte-Justine, 2011

Éditions MultiMondes : ISBN imprimé 978-2-89544-176-2 ; ISBN PDF : 978-2-89544-426-8 ;
              ISBN EPUB : 978-2-89544-985-0
Éditions du CHU Sainte-Justine : ISBN imprimé : 978-2-89619-415-5

Dépôt légal – Bibliothèque et Archives nationales du Québec, 2011
Dépôt légal – Bibliothèque et Archives du Canada, 2011

IMPRIMÉ AU CANADA/PRINTED IN CANADA

Dr François Reeves

# PLANÈTE
# Cœur

## Santé cardiaque et environnement

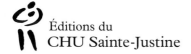

Éditions du
CHU Sainte-Justine

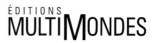

ÉDITIONS
MULTIMONDES

**ÉDITIONS MULTIMONDES**
930, rue Pouliot
Québec (Québec) G1V 3N9
CANADA
Téléphone : 418 651-3885
Téléphone sans frais : 1 800 840-3029
Télécopie : 418 651-6822
Télécopie sans frais : 1 888 303-5931
multimondes@multim.com
www.multim.com

**DISTRIBUTION AU CANADA**
PROLOGUE INC.
1650, boul. Lionel-Bertrand
Boisbriand (Québec) J7H 1N7
CANADA
Téléphone :        450 434-0306
Tél. sans frais :     1 800 363-2864
Télécopie :         450 434-2627
Téléc. sans frais :  1 800 361-8088
prologue@prologue.ca
www.prologue.ca

**ÉDITIONS DU CHU SAINTE-JUSTINE**
3175, Côte-Sainte-Catherine
Montréal (Québec) H3T 1C5
CANADA
Téléphone : 514 345-7743
Télécopie : 514 345-4991
edition.hsj@ssss.gouv.qc.ca
www.editions-chu-sainte-justine.org

**DIFFUSION – DISTRIBUTION EN FRANCE**
CEDIF (diffusion)
DAUDIN (distribution)

**DISTRIBUTION EN BELGIQUE**
SDL CARAVELLE

**DISTRIBUTION EN SUISSE**
SERVIDIS S.A.

Les Éditions MultiMondes reconnaissent l'aide financière du gouvernement du Canada par l'entremise du Fonds du livre du Canada (FLC) pour leurs activités d'édition. Elles remercient la Société de développement des entreprises culturelles du Québec (SODEC) pour son aide à l'édition et à la promotion. Elles remercient également le Conseil des arts du Canada de l'aide accordée à son programme de publication.

Gouvernement du Québec – Programme de crédit d'impôt pour l'édition de livres – gestion SODEC.

*Pour Hubert,*
*La source et l'inspiration.*


*Pour Audrey, Philippe et Olivier,*
*Le futur et la motivation.*

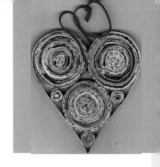

# Remerciements

Ce livre sur la cardiologie environnementale a été l'occasion de voir le monde avec les yeux du cœur. Ce fut la source de plusieurs joies qui sont survenues au fil de diverses rencontres, qui se sont souvent déroulées hors du champ traditionnel du cardiologue d'intervention. Ce dernier cherche à comprendre toutes les raisons pour lesquelles il implante des stents coronariens par centaines pour soulager détresse et maladie. La cardiologie d'intervention se découvre une nouvelle façon d'intervenir.

Ma gratitude s'adresse d'abord aux deux personnes qui ont soutenu ce projet avec générosité et humanité, Luc Bégin, directeur des éditions aux Éditions du CHU Sainte-Justine, et Jean-Marc Gagnon, président des Éditions MultiMondes.

Elle s'adresse également à l'Université de Montréal, alma mater de quatre générations de Reeves. Mes remerciements à la Faculté de médecine pour son grand soutien, tout particulièrement au D$^r$ Jean-Lucien Rouleau, doyen de la Faculté; au D$^r$ Vincent Castellucci, vice-doyen; au Professeur André Dufresne, directeur du Département de santé environnementale; au D$^r$ Mario Talajic, directeur du Département de médecine, et à madame Ariel Dayan, du Bureau de développement et des relations avec les diplômés.

Mes remerciements vont aussi au Professeur François Cavayas, agrégé du Département de géographie de l'Université de Montréal et au Professeur Yves Beaudoin, directeur du Département de géographie de l'Université du Québec à Montréal.

Mes remerciements au Professeur Laurent Lewis, du Département de physique de l'Université de Montréal et responsable du grIEDD (Groupe de réflexion de l'Institut en environnement et développement durable de l'Université de Montréal) et à Daniel Pearl, Professeur à l'École d'architecture de l'Université de Montréal et cofondateur de l'Œuf (Office de l'éclectisme urbain et fonctionnel).

Remerciements au Dr Pierre Gosselin de l'Institut national de santé publique du Québec et à la Professeure Audrey Smargiassi, titulaire de la Chaire sur la pollution de l'air, les changements climatiques et la santé à l'Université de Montréal.

Remerciements au Dr Jean-Claude Tardif, directeur du Centre de recherche de l'Institut de cardiologie de Montréal, au Dr Martin Juneau, directeur du Centre ÉPIC de cardiologie préventive, et à monsieur Robert Busilacchi, directeur général de l'ICM. Remerciements au Dr Thao Huynh, cardiologue au Centre universitaire de santé McGill et chercheuse principale d'AMI Québec.

Remerciements à la Cité de la santé de Laval (CSL), hôpital affilié à la Faculté de médecine de l'Université de Montréal, en particulier à Luc Lepage, directeur général, et à France Ferron, directrice adjointe des ressources techniques, complices de la Journée de l'Arbre. Merci à Chantal Guévremont, diététiste de la CSL pour ses sources et apports scientifiques. Merci à Mathieu Vachon et Hugo Morrissette, du Service des communications et relations publiques. Merci au Dr Éric Notebaert, urgentologue et intensiviste pour sa quête partagée de l'hôpital vert. Merci aux centaines de médecins, infirmières, techniciens et employés qui s'engagent chaque année dans la Journée de l'Arbre, en particulier le laboratoire de cathétérisme cardiaque, sa chef technicienne fondatrice, Annie Dubois, son infirmière-chef, Guylaine Forget, son assistante, Sylvie Savoie, et tout son dévoué personnel.

Merci à la Ville de Laval pour son soutien lors de la Journée de l'Arbre et son appui dans la démarche de cardiologie environnementale; au Conseil municipal et au Comité exécutif de Laval, en particulier à

Pierre Lafleur, Jocelyne Guertin, Sylvie Clermont et Gilles Benoit, directeur du Service de l'environnement de Laval.

Merci au Conseil régional de l'environnement (CRE) de Laval, à son directeur, Guy Garand, et à Marie-Ève Deshaies, agente environnementale du CRE. Merci au Regroupement national des CRE et à son directeur, Philippe Bourque. Merci de la confiance qu'ils ont accordée lors du Défi Climat et des Rendez-vous de l'Énergie.

Merci au TechnoParc de Montréal et à Mario Monette, directeur général, pour leur engagement en faveur de l'Écocampus. Merci à Camfil Farr de Laval et à son président-directeur général, Steve Leduc, pour le soutien qu'il a accordé au Défi Climat.

Merci à l'Association des médecins de langue française, aujourd'hui Médecins francophones du Canada, pour leur engagement et leur soutien en santé environnementale, au Dr Conrad Pelletier, président, et à Céline Monette, directrice générale.

Merci à la Ligue ROC, que préside Hubert Reeves et que coordonne Nelly Boutinot. Merci à l'Association santé environnement de France (ASEF), qui rassemble 2 500 médecins, en particulier au Dr Pierre Souvet, cardiologue et président de l'ASEF, et au Dr Patrice Halimi, secrétaire général. Merci pour leur charmante invitation de juin 2010.

Merci au Dr Carlos Dora, expert en santé environnementale de l'Organisation mondiale de la santé de Genève, pour son chaleureux accueil de septembre 2010.

Merci à David Suzuki dont les rencontres sont inspirantes. Merci à la Fondation David Suzuki, à son directeur général Karel Mayrand, à sa responsable des communications, Catherine Orer, à son responsable scientifique, Jean-Patrick Toussaint, et aux membres du Cercle scientifique David Suzuki.

Merci à Céline Boisvert, pédopsychologue du CHU Sainte-Justine, pour sa relecture, son encouragement et surtout sa patience.

# Table des matières

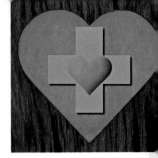

# CHAPITRE 1

# Sniper

Un tireur d'élite et un cardiologue d'intervention ont un même objectif : loger une douille de métal dans le cœur d'un homme.

L'une est une balle, l'autre un stent. L'une fait exploser le cœur, l'autre le ravive.

Symbole des contradictions de la nature humaine, parmi quelques autres…

Pour les deux experts, l'entraînement est rigoureux, patient, de la véritable monomanie. Des milliers d'heures à répéter et peaufiner inlassablement les mêmes gestes. L'œil s'affine, la main s'affirme. Chaque découverte technologique et chaque nouvelle connaissance s'ajoutent aux années d'expériences et d'essais. La vision se décuple dans l'infiniment loin et l'infiniment petit. Les «missiles» cardiaques atteignent pratiquement toujours leur cible dans le brutal contraste des deux finalités : la mort et la vie.

C'est parfois l'image que nous avons lorsque nous sommes tirés du lit à deux heures du matin pour traiter un infarctus aigu, comme si nous étions des *snipers* du nouvel-âge. Notre mission : implanter une douille de métal dans une coronaire obstruée pour rescaper son propriétaire. Le commando est déployé : ambulanciers, technologues, infirmières, urgentologues, cardiologues, alliant leurs compétences pour réussir la mission : délai à battre et maladie à vaincre. Défier la mort et le temps. Furtivement, par anesthésie locale et sédation, en passant par l'artère du poignet, en parlant doucement à la victime de la crise qui, d'une douleur thoracique excruciante, s'apaise progressivement sous sédation et par réparation de l'artère coupable.

Contexte qui nous amène à toute heure du jour et de la nuit et à toutes sortes de rencontres inopinées : on y voit des ministres et des humoristes, des policiers et des toxicomanes. Nous nous rencontrons parce qu'une plaque d'athérosclérose a choisi ce moment pour se rompre, précipitant nos vies dans un maelström. Ruée du patient sous les gyrophares des ambulanciers, cavalcade de l'équipe de garde qui laisse son repas ou son sommeil, tout ce monde en trajectoire minutée vers le laboratoire de cathétérisme cardiaque. Bobsleigh à vingt.

Il y a 72 *snipers* coronariens au Québec. Ces cardiologues d'intervention œuvrent dans 14 centres de cathétérisme cardiaque, assurant une couverture 24 heures par jour et 7 jours par semaine, en équipe avec les infirmières d'hémodynamie et les technologues en radiologie, et soutenus par les équipes d'urgence et d'unité coronarienne. En 2009, ces équipes ont traité 5 000 infarctus aigus, en plus de réaliser 36 000 cathétérismes, dont 16 000 angioplasties par stent (ou endoprothèse vasculaire). Sans parler des 6 500 pontages coronariens effectués par nos chirurgiens cardiaques lorsque l'angioplastie ne suffit pas à tout réparer.

Sur la planète, on estime le nombre annuel d'angioplasties à deux millions et les pontages à un million. Chiffres qui explosent avec la croissance économique et l'apparition des maladies industrielles et des problèmes cardiovasculaires en Chine et en Inde. Immense infrastructure consacrée à la plomberie cardiaque et à la réparation des dégâts de l'athérosclérose.

D'où provient cette crasse de notre plomberie biologique qui précipite des équipes à la rescousse d'une personne qui se sentait très bien une heure auparavant ?

## Les trois triades

Nos cours de médecine nous ont enseigné à dépister cinq facteurs de risque, causes classiques de la maladie cardiovasculaire : hérédité, tabac, haute pression, haut cholestérol, diabète. C'est le constat d'un gigantesque *Loft Story* médical : on a observé et scruté pendant cinquante ans les 8 000 citoyens d'une ville complète, Framingham au Massachusetts.

Cette immense étude a été précipitée par un événement historique : la montée alarmante de la maladie coronarienne aux États-Unis de 1900 à 1950. Plutôt rare au début du siècle, la maladie cardiaque en est venue, après la Seconde Guerre mondiale, à toucher un sexagénaire américain sur trois. La mortalité dépassait et doublait même celle du cancer. L'épidémie de maladie cardiaque était telle que l'espérance de vie stagnait après 45 ans, malgré les grands progrès de la médecine, particulièrement en ce qui concerne la mortalité infantile, malgré les antibiotiques et la chirurgie. Les chiffres de Statistique Canada montrent que la situation était la même au Canada. Il n'y a pas de données disponibles avant 1920, mais nous notons dès lors une montée abrupte du taux de mortalité cardiovasculaire qui culmine dans les années cinquante (graphique 1).

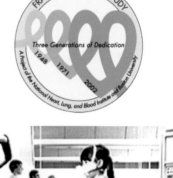

L'arrière-grand-père, le grand-père, la maman et la mignonne petite à qui l'on mesure le $VO_2$ max. Les épidémiologistes de Boston étudient une quatrième génération de citoyens de Framingham, qui s'y prêtent de bonne grâce pour le bien de l'humanité. Voir le site Web du Framingham Heart Study : www. framinghamheartstudy.org

Tobey Sanford

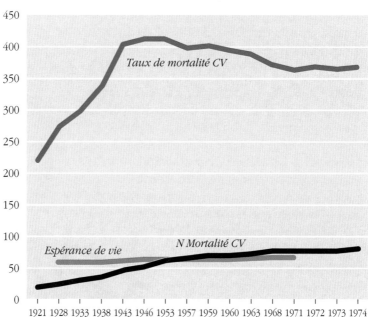

GRAPHIQUE 1

**Taux de mortalité cardiovasculaire par 100 000 habitants**

La mortalité cardiovasculaire progresse rapidement de 1920 à 1950 (pas de données antérieures disponibles), pour atteindre un plateau et diminuer progressivement. L'espérance de vie progresse à un taux trop faible pour attribuer la hausse de la mortalité cardiovasculaire au vieillissement de la population.

Source : *Nombre annuel moyen de décès et taux de mortalité par principales causes de décès, Canada, périodes de cinq ans entre 1921 et 1974.* Séries B35-50. Section B : Statistique de l'état civil et santé. R.D. Fraser, Université Queen's. Statistique Canada

Alarmée, mais forte de son sens organisationnel et de sa situation financière héritée de l'après-guerre, la Santé publique américaine décide alors d'étudier une ville complète pour comprendre pourquoi tant d'Américains tombent sous le feu de la maladie cardiaque. Cette ville sera Framingham, petite cité à proximité de Boston, mecque médico-universitaire regorgeant de toutes les ressources pour mener à bien l'étude.

Cela aboutira à la légendaire *Framingham Heart Study*, à l'origine de plus de 1 200 articles scientifiques et – moment décisif dans l'histoire de la médecine – d'une notion inédite : le facteur de risque. Historiquement, la médecine fonctionnait sur le principe de causalité : un bacille de Koch vous infecte, vous faites une tuberculose. Un méningocoque vous envahit, vous faites une méningite. L'étude Framingham introduit ce *nouveau concept de «facteur de risque»*, banal aujourd'hui, mais révolutionnaire en 1950.

De façon simple, ce concept fonctionne comme suit : si vous faites en voiture le trajet Montréal-Toronto à 200 km/h, vous pouvez vous rendre sans problème. Toutefois, le risque d'avoir un accident est élevé. À l'inverse, si vous faites le trajet à 110 km/h, il est possible que vous ayez un accident, mais le risque est beaucoup moins grand que pour la personne qui roule à 200 km/h. Ou encore, si 1 000 automobilistes se rendent à Toronto à 200 km/h, il y aura beaucoup plus d'accidents parmi eux que dans un groupe de 1 000 automobilistes qui font le trajet à 110 km/h. Leur risque relatif est plus élevé.

L'évolution des mathématiques et de la biostatistique a permis de quantifier avec une précision raisonnable l'impact de ces facteurs de risque et de départager plusieurs d'entre eux pris simultanément. Lorsqu'on définit un facteur de risque (*qui est le coupable?*), les physiologistes s'attellent à savoir pourquoi (*comment le crime a-t-il été commis?*). Progressivement, on élucide les mécanismes cellulaires qui expliquent pourquoi tel facteur de risque est cause de telle maladie, et on approche ainsi d'une meilleure compréhension et de meilleurs traitements.

Voilà d'où vient ce que nous enseignaient nos professeurs dans les années quatre-vingt : l'infarctus a comme facteurs de risque l'hérédité, le diabète, l'hypertension, le haut cholestérol et le tabac. Ces éléments font partie du questionnaire classique pour dépister les gens qui risquent de souffrir de maladie cardiovasculaire.

Les données évoluent. Aujourd'hui, elles désignent plutôt trois triades comme facteurs de risque.

| Les triades - Facteurs de risque | |
|---|---|
| 1. Ce que je suis | CHD |
| 2. Ce que je fais | SOT |
| 3. Où je suis | EAU |

## Première triade : ce que je suis
### La triade CHD : cholestérol, hypertension, diabète

Notre bagage génétique, notre ADN, détermine notre tendance à être dyslipidémique, hypertendu ou diabétique. Au cours des dernières années, les connaissances en génétique ont explosé, culminant avec le projet Génome humain (*Human Genome Project*). On peut désormais afficher un *Google Map* de son hérédité. Nous pouvons obtenir notre cartographie génétique détaillée grâce à Cartagene, ce projet de recherche issu de l'Université de Montréal. Nos généticiens et nos biochimistes y détaillent le bleu de travail de l'être humain, son cahier des charges.

On y découvre beaucoup de surprises ! Ainsi, notre ADN contient 30 000 gènes, soit bien moins que les 80 000 à 140 000 prévus. Ces gènes sont présents dans chacune de nos cellules, qui sont pourtant au nombre de 100 milliards, l'exception notable étant le globule rouge qui est dépourvu de noyau, mais porteur d'une précieuse protéine : l'hémoglobine. Nous retrouverons cette protéine au chapitre 14 (*Le rouge et le vert*). Chacun des gènes est constitué d'un agencement des quatre lettres de l'alphabet génétique : ACGT (adénosine, cytosine, guanine et thymine). Ces bases nucléotides sont toujours placées par paires, AC et GT, et l'ordre de ces bases donne les propriétés des gènes, tout comme l'agencement des lettres donne des mots et celui des mots donne des textes. Un gène contient en moyenne 3 000 bases, mais certains en ont jusqu'à 2,4 millions. Chaque cellule contient 3,2 milliards de bases. Malgré ce chiffre astronomique, 99,9 % des agencements de bases sont les mêmes chez tous les humains.

Hormis ces points communs, de grandes différences surviennent d'une personne à l'autre : l'une présente précocement de l'hypertension, l'autre du diabète, l'autre un haut taux de cholestérol ou de triglycéride. Cette tendance à développer l'un ou l'autre vient des chromosomes hérités de nos parents.

## Deuxième triade : ce que je fais
### La triade SOT : sédentarité, obésité, tabagisme

Même si nos gènes sont bien incrustés dans chacune de nos cellules et sont inaltérables, sauf en cas de mutation accidentelle avec des radiations ou des agents mutagènes, l'expression de nos gènes est grandement modulée par nos habitudes de vie et notre milieu. Ce phénomène est si important qu'il a fait naître une science : l'épigénétique.

Les cancers attribuables au tabac viennent en bonne partie du dérèglement de gènes dont les propriétés sont altérées par les substances justement appelées cancérigènes. On découvre maintenant que de nombreux cancers proviennent de lacunes alimentaires et des aliments dénaturés par l'industrie, et que la sédentarité entraîne aussi son lot de cancer. De plus, parallèle fort intéressant, plusieurs cancers ont exactement les mêmes causes que les maladies cardiovasculaires.

Autre rapprochement plus symbolique : nos vaisseaux sanguins savent assumer leur entretien à la condition d'avoir régulièrement une poussée de flot énergique par l'activité physique, par le fait d'être bien nourris et de ne pas être agressés. Métaphore vasculaire avec les fleuves et les rivières, les grands vaisseaux dont la santé dépend d'un cycle de crues, d'un apport riche en oxygène et en nutriments, et de l'absence de pollutions nocives.

## Troisième triade : où je suis
### La triade EAU : environnement, alimentation, urbanisme

En compulsant les statistiques d'organismes comme l'Organisation mondiale de la santé ou le Center for Disease Control, nous sommes frappés par les fortes différences de mortalité cardiovasculaire selon l'endroit où l'on vit. Les pays de l'ancien bloc soviétique ont des taux de mortalité cardiovasculaire jusqu'à dix fois supérieurs à ceux d'Europe de l'Ouest (graphique 2). Ainsi, en Russie, le taux de mortalité cardiovasculaire chez les hommes de 25 à 64 ans est de 762 pour 100 000 habitants, tandis qu'en Ukraine il est de 595, alors qu'en France et en Norvège, il est de 68 et 75… Brutale différence (mille pour cent !), que l'on ne peut attribuer uniquement aux gènes ou à la cigarette.

## GRAPHIQUE 2
### Mortalité cardiovasculaire dans les pays d'Europe chez les 25-64 ans

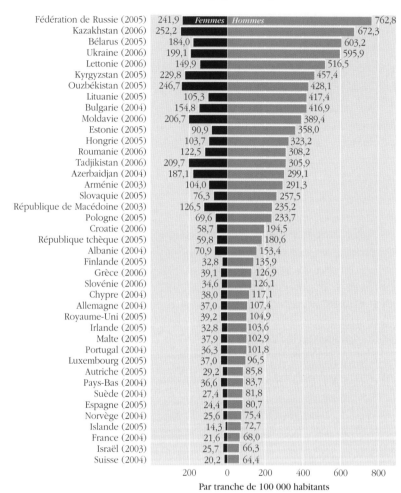

| | | |
|---|---|---|
| Fédération de Russie (2005) | 241,9 **Femmes** *Hommes* | 762,8 |
| Kazakhstan (2006) | 252,2 | 672,3 |
| Bélarus (2005) | 184,0 | 603,2 |
| Ukraine (2006) | 199,1 | 595,9 |
| Lettonie (2006) | 149,9 | 516,5 |
| Kyrgyzstan (2005) | 229,8 | 457,4 |
| Ouzbékistan (2005) | 246,7 | 428,1 |
| Lituanie (2005) | 105,3 | 417,4 |
| Bulgarie (2004) | 154,8 | 416,9 |
| Moldavie (2006) | 206,7 | 389,4 |
| Estonie (2005) | 90,9 | 358,0 |
| Hongrie (2005) | 103,7 | 323,2 |
| Roumanie (2006) | 122,5 | 308,2 |
| Tadjikistan (2006) | 209,7 | 305,9 |
| Azerbaïdjan (2004) | 187,1 | 299,1 |
| Arménie (2003) | 104,0 | 291,3 |
| Slovaquie (2005) | 76,3 | 257,5 |
| République de Macédoine (2003) | 126,5 | 235,2 |
| Pologne (2005) | 69,6 | 233,7 |
| Croatie (2006) | 58,7 | 194,5 |
| République tchèque (2005) | 59,8 | 180,6 |
| Albanie (2004) | 70,9 | 153,4 |
| Finlande (2005) | 32,8 | 135,9 |
| Grèce (2006) | 39,1 | 126,9 |
| Slovénie (2006) | 34,6 | 126,1 |
| Chypre (2004) | 38,0 | 117,1 |
| Allemagne (2004) | 37,0 | 107,4 |
| Royaume-Uni (2005) | 39,2 | 104,9 |
| Irlande (2005) | 32,8 | 103,6 |
| Malte (2005) | 37,9 | 102,9 |
| Portugal (2004) | 36,3 | 101,8 |
| Luxembourg (2005) | 37,0 | 96,5 |
| Autriche (2005) | 29,2 | 85,8 |
| Pays-Bas (2004) | 36,6 | 83,7 |
| Suède (2004) | 27,4 | 81,8 |
| Espagne (2005) | 24,4 | 80,7 |
| Norvège (2004) | 25,6 | 75,4 |
| Islande (2005) | 14,3 | 72,7 |
| France (2004) | 21,6 | 68,0 |
| Israël (2003) | 25,7 | 66,3 |
| Suisse (2004) | 20,2 | 64,4 |

200   0   200   400   600   800

**Par tranche de 100 000 habitants**

Source : *Atlas of Health in Europe*, 2nd ed. Genève : World Health Organization, 2008

Autre constat: parmi les pays dits «développés», un nouveau-né ne court pas le même risque de faire un infarctus à l'âge adulte selon qu'il est adopté par une famille japonaise, française, canadienne ou américaine (graphique 3).

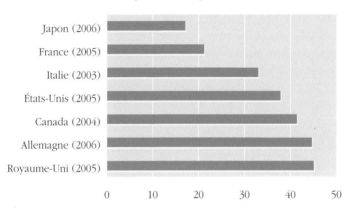

### GRAPHIQUE 3
**Taux de mortalité par infarctus par 100 000 habitants**

Source: OCDE, 2008

De même, il est étonnant de constater l'évolution temporelle de la maladie cardiovasculaire en Occident: peu fréquente au début du siècle, elle connaît un apogée dans les années cinquante, puis une réduction jusqu'aux années 2000, où elle entame une recrudescence.

Grande négligée des études cliniques traditionnelles, la pollution atmosphérique tuerait jusqu'à 20 000 Canadiens par année, la plupart par accident cardiovasculaire. L'ère industrielle a tout changé dans son sillage, incluant air et alimentation, cette dernière étant de plus en plus désignée comme la cause principale de l'obésité et du syndrome métabolique, tout particulièrement du diabète, facteur majeur de maladie cardiaque. Nous découvrons que la pollution atmosphérique contribue aussi à l'hypertension, au syndrome métabolique et aux maladies cardiaques.

L'urbanisme devient donc un facteur de santé. On décrit des environnements obésogènes, des îlots de chaleur urbains, des milieux minéralisés et pollués et, à l'inverse, des milieux proactifs et cardioprotecteurs. On découvre qu'un milieu urbain pollué entraîne plus de mortalité cardiovasculaire qu'un milieu vert et qu'il accentue fortement les iniquités sociales devant la maladie.

## Les trois triades : les grands défis

Retour en salle de cathétérisme : le commando a terminé son intervention, l'angioplastie est réalisée, le stent bien déployé dans l'artère réparée, l'infarctus jugulé, le patient soulagé. L'équipe est détendue et papote en le recouchant sur sa civière, en route vers sa chambre. Une vie retourne à ses proches, à sa famille, à ses bonheurs tranquilles et à ses amours. Une autre plaque d'athérosclérose a été maîtrisée.

Penchons-nous sur les raisons de son apparition et comprenons que les facteurs qui dégradent notre planète dégradent tout autant notre cœur. Avant l'ère industrielle, qu'en était-il du taux de maladie coronarienne ? L'homme préhistorique faisait-il des infarctus ? Si nous pouvions amener nos laboratoires d'hémodynamie et de tomographie dans l'Antiquité, si nous pouvions faire un cathétérisme cardiaque à Toutankhamon, que découvririons-nous ?

Remontons le temps.

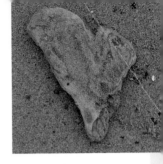

# CHAPITRE 2

# Le Paradis perdu

« J'ai l'âge de mes artères et mes artères vont bien!» Le médecin aime ces adages de la sagesse populaire. On y trouve nombre de pistes de réflexion. Ces aphorismes, sans démarche systématique, sont issus de notre inconscient collectif et ils expriment souvent de grandes vérités. Les proverbes apparaissent, disparaissent et réapparaissent; ils rencontrent objecteurs et supporteurs, ils se filtrent et s'épurent avec le temps. S'ils sont faux, ils finissent par être débusqués et rectifiés, un peu comme les affirmations erronées de Wikipédia. «L'histoire jugera…», dit-on.

L'humain semble avoir sacrifié au progrès la santé de ses artères. Pourquoi s'en plaindre? L'espérance de vie n'a jamais été aussi bonne. En France, elle passe de 33 ans en 1800 à 48 ans en 1900 et à 79 ans au début de 2000.

Ces gains majeurs, en ce qui concerne l'espérance de vie, proviennent de la santé publique et de la diplomatie. Moins d'épidémies et moins de guerres. Pasteur et consorts ont épuré eaux et aliments. L'horreur des guerres nous a donné les Conventions de Genève et l'Organisation des Nations Unies.

Après la Seconde Guerre mondiale, les priorités revinrent à la vie civile. Le Département de santé publique américain découvrit alors que de 1900 à 1950, la mortalité cardiovasculaire avait explosé, passant du simple au triple. D'où l'étude Framingham, dont nous avons parlé au chapitre précédent, mise sur pied à renfort de millions de dollars et des meilleurs scientifiques de Boston. C'était la réplique médicale du projet Manhattan, qui avait rassemblé les meilleurs physiciens pour concevoir une bombe atomique devant la menace de voir Hitler en produire une et s'en servir contre les Alliés.

Dans des centaines de publications, l'étude Framingham a démontré les raisons pour lesquelles on devient coronarien. Depuis 1970, tous s'entendent pour dire que génétique, hypertension, diabète, haut cholestérol et tabac sont des facteurs de risque athérosclérotique. Dans les années quatre-vingt-dix, on a ajouté à ces facteurs l'obésité et la sédentarité.

## Ford T et Coca-Cola

Toutefois, l'étude Framingham comporte une lacune majeure et semble avoir manqué son but premier, qui était d'expliquer l'augmentation brutale de la maladie cardiaque aux États-Unis au début du siècle dernier. Les chercheurs ont beau avoir fait nombre de découvertes majeures, il leur manque toujours l'explication fondamentale de l'explosion de la maladie cardiaque qui a eu lieu de 1900 à 1950. En effet, au cours de ces cinquante années, la génétique des Américains n'a pas changé de façon significative.

En fait, l'événement qui marque la fin du XIX$^e$ siècle et le début du XX$^e$, c'est la révolution industrielle, cette industrie qui a inventé la Ford T et le Coca-Cola, symboles de l'*American Dream*, et qui a fondamentalement transformé la vie humaine en découvrant les combustibles fossiles et en produisant les denrées alimentaires en usine. Il a fallu attendre le XXI$^e$ siècle pour percevoir à quel point ce rêve était nocif pour nos artères. *A posteriori*, la lacune de Framingham était prévisible : les habitants de Framingham vivant tous dans le même environnement, personne ne pouvait discriminer les facteurs environnementaux, qui n'ont même pas fait partie des variables étudiées. Et maintenant, ce que nous voudrions savoir, c'est comment étaient nos artères avant l'ère industrielle ?

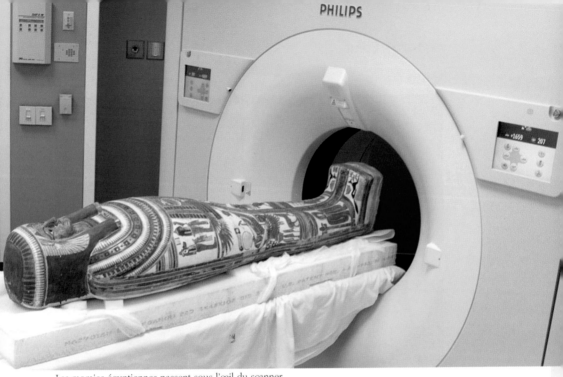

Les momies égyptiennes passent sous l'œil du scanner.
University of Chicago

## Le secret de la momie et le cœur de Toutankhamon

La civilisation égyptienne nous fascine par ses extraordinaires monuments, le raffinement de son culte de la mort et sa durée millénaire. La grande pyramide de Kheops est la seule des sept merveilles du monde de l'Antiquité à nous être parvenue et les momies sont de rares spécimens humains préservés (raisonnablement) sur des millénaires. Grâce aux technologies modernes d'imagerie, on peut étudier ces corps avec un minimum d'effraction.

En 2009, un groupe d'anthropologues et de radiologistes a passé à la tomographie axiale 22 momies du musée du Caire. Les scientifiques observaient ainsi des personnes ayant vécu entre le XIX$^e$ et le III$^e$ siècle avant Jésus-Christ. Or, les radiologistes ont découvert des calcifications artérielles chez 31 % d'entre elles et chez 87 % des personnes décédées à plus de 45 ans. La conclusion de cette étude fut que l'athérosclérose existait bien avant l'époque industrielle.

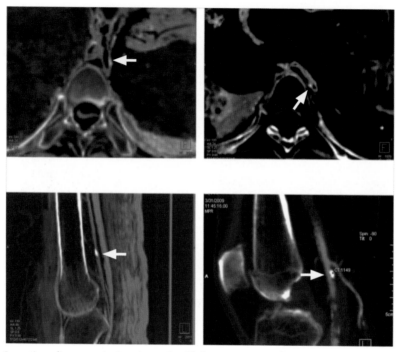

Les artères d'une momie égyptienne. Les flèches pointent vers les calcifications (plaques blanches) dans différentes artères du thorax et des jambes.

Source : A. Allam, R.C.Thompson, L.S. Wann *et al.* «Computed tomographic assessment of atherosclerosis in ancient Egyptian mummies». *JAMA* 2009, 302 : 2091-2093

En conclusion de cette étude, on a pensé que cette «athérosclérose» provenait du fait que ces Égyptiens étaient d'une classe sociale privilégiée et qu'ils avaient sans doute consommé généreusement de la viande de mammifère.

Cependant, des commentateurs ont apporté des nuances à ces affirmations, car la calcification des artères ne signifie pas nécessairement qu'il s'agit d'athérosclérose, d'autres maladies pouvant déposer du calcium sur les parois des vaisseaux. Comme on n'avait pas pu étudier directement les parois artérielles des momies, ces commentateurs ont mis les chercheurs en garde contre des conclusions trop hâtives. De plus, mentionnons qu'en examinant attentivement les radiographies, on constate qu'il y a fort peu de ces calcifications (flèches), en comparaison de ce que nous trouvons quotidiennement chez nos contemporains. En effet, ces petits amas calcifiés sont pratiquement négligeables par rapport à ce que nous traitons tous les jours.

## Les Tsimanes et le cœur originel

Toutefois, notre voyage dans le temps peut aussi se faire dans l'espace. Les peuples vivant à l'écart de la civilisation industrielle ont attiré l'attention des anthropologues comme spécimens humains originels. Ils représentent une occasion d'étudier le corps humain hors de l'influence industrielle. Ainsi, les Aborigènes d'Australie ont suscité l'intérêt des pathologistes. Toutefois, à cause de leurs rites funéraires et de leurs codes religieux, ils n'ont pas permis l'autopsie ni l'examen des vaisseaux sanguins des leurs.

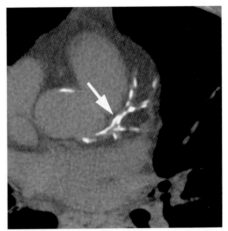

Les artères du XXIe siècle. Coronarographie d'un patient contemporain par tomographie axiale assistée à l'ordinateur (CT-Scan), qui montre de grosses calcifications (plaques blanches sur cette image numérisée).

Imaging of coronary atherosclerosis by computed tomography *European Heart J.* http://eurheartj. oxfordjournals.org/content/31/12/1442/F1.expansion.html

Par contre, l'observation des Tsimanes a apporté beaucoup d'information. Il s'agit d'un peuple vivant en Bolivie au bord de l'Amazone, sur le mode pêcheur-cueilleur, loin de l'influence industrielle. Pendant plusieurs années, l'anthropologue Michael Gurven, de l'Université de Californie à Santa Barbara, en a fait son objet d'études.

Ses constatations sont intéressantes. On découvre avec lui que chez les Tsimanes, il n'y a pratiquement pas de maladie vasculaire (mesurée par l'index de pression systolique ou *Ankle-Brachial Index*) et peu d'hypertension. Les taux de maladie vasculaire et d'hypertension sont plus bas chez eux que dans les autres pays comparés[1].

---

1. M. Gurven, H. Kaplan, J. Winking, D. Eid Rodriguez, S. Vasunilashorn *et al.* «Inflammation and Infection Do Not Promote Arterial Aging and Cardiovascular Disease Risk Factors among Lean Horticulturalists». *PloS ONE* 4 (8): e6590. doi: 10.1371/journal.pone.0006590, 2009.

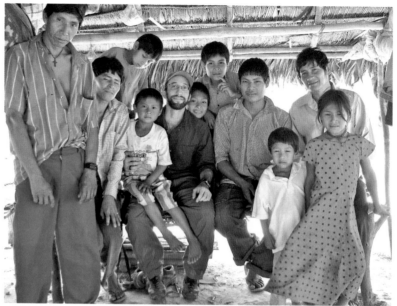

Michael Gurven, au centre, chez les Tsimanes.
Michael Gurven, USCB, http://www.ia.ucsb.edu/pa/display.aspx?pkey=2109

Il est frappant de constater que le taux de maladie vasculaire reste bas chez les Tsimanes jusqu'à un âge avancé. Même à 70 ans, ce taux reste semblable ou inférieur à ceux des quarantenaires des autres pays (graphiques 1 et 2).

Comme explication de ce faible taux de maladie vasculaire, les auteurs ont proposé un métabolisme sain, une vie active, une masse corporelle favorable et un régime faible en gras. De plus, le régime des Tsimanes comprend beaucoup de poissons et de végétaux ; il est bas en gras saturés et riche en potassium. Les chercheurs relèvent également le grand rôle de l'activité physique comme facteur de protection. Malgré un état inflammatoire chronique, en raison d'infections non traitées et à répétition, leur système artériel est protégé par leur mode de vie actif et par leur alimentation riche en poissons et en végétaux.

## GRAPHIQUE 1
### Taux de maladie vasculaire selon l'âge

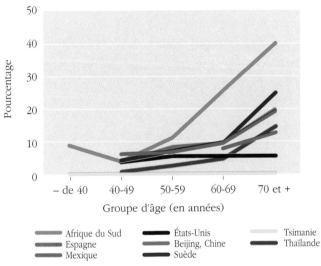

Source : M. Gurven, H. Kaplan *et al.* Voir la note 1 à la page 15

## GRAPHIQUE 2
### Taux d'hypertension selon l'âge

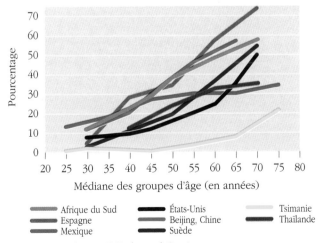

Source : M. Gurven, H. Kaplan *et al. Op. cit.*

Ces constatations, valables pour les Tsimanes et pour d'autres peuples au mode de vie originel, ont incité les anthropologues à conclure que dans l'évolution de l'histoire de l'humanité, la maladie vasculaire chronique aurait eu peu d'impact sur la mortalité, exception faite du dernier siècle.

Toutefois, il manque dans cette étude une donnée d'analyse : le milieu. Dans leur forêt amazonienne, les Tsimanes sont à l'abri des tuyaux d'échappement et du smog, ainsi que du fructose-glucose et du gras trans.

Un paradis perdu?

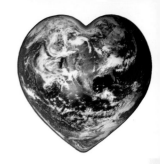

# CHAPITRE 3

# Nous sommes des planètes

Ressusciter une deuxième fois n'est pas banal. Saint-Valentin 2008, c'est la Semaine du Cœur. À la fin d'une conférence grand public sur l'infarctus, un sympathique moustachu à la gauloise apparaît : «Comment allez-vous ?».

Ébahissement devant le survenant survivant. Onde de bonheur en voyant un homme cru mort.

En 1992, pendant la naissance de son troisième enfant à l'Hôpital Notre-Dame, André avait été victime d'une dramatique mort subite. Tandis que l'équipe d'obstétrique aidait sa femme à accoucher, l'équipe de cardiologie intervenait pour le réanimer et débloquer son artère thrombosée.

Naissance et renaissance.

Le réseau TVA avait joliment relaté cet extraordinaire destin. Un bulletin de nouvelles faisait une introduction touchante à cette conférence sur les maladies cardiovasculaires. André s'est reconnu sur l'extrait du journal télévisé et est tout bonnement venu dire bonjour.

Pendant quinze ans, un collègue avait suivi cet homme comme médecin traitant, mais ensuite, il y avait eu un grand silence sur lui au dossier de l'hôpital. En 2007, le Service des archives avait tenté de le joindre à partir des coordonnées de son dossier, mais en vain.

Il semblait disparu. On voulait obtenir son autorisation afin de publier son histoire dans un livre intitulé *Prévenir l'infarctus ou y survivre*, mais tout laissait croire qu'il était décédé. Nous avions entrepris avec les services de police des démarches pour le retracer, mais celles-ci étant complexes et chronophages, nous avions décidé de relater son extraordinaire destin pendant la naissance de son enfant en changeant les noms. Nous croyions que la maladie l'avait malheureusement rattrapé.

Et voilà que, tout au contraire, on retrouvait un homme vigoureux, à peine différent de celui rencontré 18 ans auparavant. Il nous apprit qu'il était au travail et toujours fort actif. Il avait tout simplement déménagé et était maintenant suivi en cabinet privé, d'où l'absence de coordonnées aux dossiers hospitaliers.

Le père, la mère et l'enfant, ce Yannick maintenant âgé de 18 ans, se portent donc très bien!

L'histoire d'André et de sa famille témoigne des succès de la médecine moderne, qui transforme en incident de parcours ce qui aurait été un

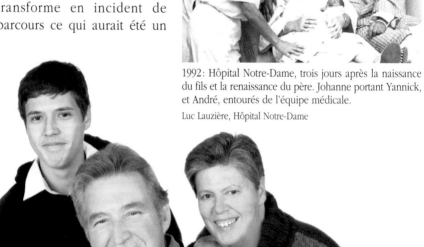

1992 : Hôpital Notre-Dame, trois jours après la naissance du fils et la renaissance du père. Johanne portant Yannick, et André, entourés de l'équipe médicale.
Luc Lauzière, Hôpital Notre-Dame

2010 : Yannick, André et Johanne.
Luc Lauzière, Hôpital Notre-Dame

drame il y a à peine une génération. Toutefois, André doit composer avec la sournoise permanence de sa maladie, que l'on nomme «chronicité», car même une fois l'incident résolu, la maladie coronarienne persiste à être une lourde composante de son fardeau.

Notre compréhension des facteurs de risque cardiovasculaire est en pleine évolution, passant de l'ère Framingham de 1950 (facteurs de risque classiques) à l'ère Suzuki de 2000 (l'*Équilibre sacré* de l'environnement). Outre la susceptibilité de chacun à la maladie, nous découvrons que notre environnement est un facteur majeur pour la santé de nos gènes et pour notre comportement. En effet, notre compréhension de l'encrassement de la plomberie vasculaire s'est enrichie de la perspective environnementale. Voilà donc que ressurgissent d'un lointain passé les quatre éléments de l'Antiquité qui influent sur notre santé cardiovasculaire : l'eau, la terre, l'air et le feu.

Avant le XX$^e$ siècle, l'agression majeure était biologique. Nos agresseurs étaient les grands prédateurs, ours et tigres, et les microbes, bactéries et virus. Avec l'ère industrielle, l'agression est devenue chimique et moléculaire.

## L'humain est une planète

Au XIX$^e$ siècle, des chercheurs nommés Pasteur, Flemming, Koch et autres révélèrent un monde invisible. Alors que les télescopes fouillent encore vainement ciel et espace à la recherche d'extraterrestres, le microscope nous montrait déjà que des colonies entières d'*Aliens* vivent non seulement autour de nous, mais aussi *sur* nous et *en* nous. La science comprenait ainsi la cause de nombre de maladies : des envahisseurs microscopiques nous mettent à mal, causant pneumonie, peste et typhoïde qui déciment les populations entières d'humains. Chacun peut se voir comme un astre colonisé par des populations allant jusqu'à 100 milliards de bactéries, occupant notre surface externe et interne. La surface de notre peau est de 1,8 mètre carré, l'équivalent d'une table. Celle de notre tube digestif est de 400 mètres carrés, l'équivalent de deux terrains de tennis. La survie de notre «planète-corps» dépend de l'harmonie qu'elle établit avec ses habitants microbiens.

Cependant, les bactéries sont d'abord essentielles, même si elles sont la source de bien des maladies. Elles sont surtout bienveillantes, vins et fromages en témoignant! Plus encore, elles produisent nombre de médicaments. Sur notre corps, la présence de bactéries pacifiques bloque l'installation de germes plus dangereux, comme une plate-bande de fleurs vivaces touffue et en santé empêche de s'installer les herbes non désirées (injustement appelées *mauvaises herbes*).

Les bactéries font de notre intestin un parfait composteur, ajoutant leur action à nos sucs digestifs chimiques. C'est la symbiose de la bactérie et de l'homme. Dans un intestin ou dans un compost, la population bactérienne fait son boulot: transformer une matière complexe en composants utiles à la vie. Ainsi, les probiotiques font partie intégrante aujourd'hui de la prévention et des traitements de gastro-entérites, voire d'une meilleure hygiène et d'une bonne fonction digestive. Une flore bénéfique et vivace s'intègre à notre «plate-bande» intérieure pour expulser les parasites indésirables. Plus encore, ces petits «habitants» synthétisent des éléments essentiels comme la vitamine B12. Les bactéries rendent biodégradables nos déchets corporels et devraient servir de modèle pour nos déchets domestiques et industriels.

Les mesures d'hygiène et de santé publique n'ont pas éradiqué les bactéries, loin de là, mais en restreignant leur nombre et leur présence, elles les ont rendues «socialement acceptables», faisant même en sorte qu'elles servent maintenant à prévenir les épidémies et à traiter efficacement les infections. Ces mesures potentialisent le formidable apport des bactéries et des moisissures dans nos vies.

La dangerosité des bactéries s'établit aussi en fonction du milieu: notre peau et nos muqueuses sont couvertes de bactéries aussi paisibles que des troupeaux de vaches broutant nos prairies cutanées et digestives. Mais que survienne une brèche dans la clôture, une coupure sur la peau, une surinfection des voies respiratoires ou une perforation intestinale, et ce portrait bucolique change brutalement: *Stampede!* La frénésie s'empare du troupeau qui pénètre la brèche, bousculant et piétinant tout sur son passage. Une infection généralisée ou une septicémie, c'est une tribu de bactéries qui procède à une invasion corporelle en règle. Tels des conquistadors, ces tribus envahissent sans retenue notre planète-corps, la vidant de ses énergies en sécrétant de puissantes toxines. S'ensuit un *«Age of Empire»* biologique, à se demander qui va tomber le premier, de l'armée d'invasion bactérienne ou de la forteresse humaine…

Les stratégies du château fort s'appliquent alors. Notre muraille est la peau, nos soldats sont les globules blancs, armés de munitions: immunoglobulines et protéines de défense. En cas d'invasion et de débordement, la cavalerie arrive pour changer le cours de la bataille, soit l'antibiotique en renfort à nos armes immunologiques. En toute objectivité, l'antibiotique n'est qu'un coup de pouce, plutôt mineur, mais décisif, pour ramener en notre faveur l'équilibre humain-bactérie. Ce sont d'abord et avant tout les défenses du corps qui repoussent l'agresseur. On en a comme exemple le syndrome d'immunodéficience acquise (SIDA) qui, sans traitement spécifique, fait invariablement mourir les gens d'infection, malgré des mois et des kilos d'antibiothérapie.

## Cœur et symphonies inachevés

En cardiologie, les infections majeures sont le rhumatisme articulaire aigu (RAA) et l'endocardite. Ce sont elles qui nous ont privés des derniers chefs-d'œuvre potentiels de Mozart et de Mahler.

En Occident, de 1950 à 2000, des milliers de valves cardiaques ont été dilatées, remplacées, opérées, réparées. La cause: le streptocoque du groupe A de Lancefield ou Strepto A. Envahisseur lâche, Strepto A s'attaque aux petits enfants. Il donne un solide rhumatisme, appelé rhumatisme articulaire aigu (RAA) ou fièvre rhumatismale. Il est émouvant de faire raconter par nos patients âgés une crise de RAA vécue à une époque où les antibiotiques n'existaient pas. On voit alors apparaître un petit de cinq ans subissant des douleurs articulaires si violentes qu'il était confiné au lit parfois jusqu'à un an, un gamin sans école, sans amis, sans jeux, avec pour compagne permanente la douleur dans tout le corps.

En plus d'avoir affligé la vie de milliers d'enfants, Strepto A pose toujours une bombe à retardement. Il induit un état inflammatoire chronique silencieux dont les conséquences surviennent des dizaines d'années plus tard. Il s'attaque lentement, mais inexorablement, aux valves cardiaques. Ces valves s'abîment, se fibrosent, se calcifient et fonctionnent mal, causant de l'insuffisance cardiaque. Autrefois, on en mourait, tout simplement, comme Mozart à 36 ans. En effet, on croit qu'il aurait été affligé de fièvre rhumatismale (l'une des hypothèses les plus retenues), ce qui aurait abrégé dramatiquement sa vie et, par conséquent, sa prodigieuse production artistique[1].

Heureusement, le RAA est aujourd'hui pratiquement éradiqué et il est presque devenu un reliquat d'histoire. Actuellement, on en trouve à peine deux cents cas par année au Canada, et normalement, on les diagnostique rapidement et on les traite sans qu'il en reste de séquelles. Magnifique victoire des antibiotiques! Nous ne voyons et n'opérons pratiquement plus de patients dont la maladie valvulaire fut causée par le RAA. En Occident, c'est même une maladie en voie de disparition. Cependant, elle fait encore rage dans les pays en émergence, touchant annuellement des centaines de milliers de patients en Chine, en Inde et en Russie.

De même, on voit rarement survenir l'endocardite bactérienne, cette infection directe de la valve. Autre victime enfantine du RAA, Gustav Mahler mourut d'endocardite à 51 ans[2], laissant inachevée sa dixième symphonie et privant l'humanité d'années de création musicale de génie. La biographie de sa femme, Alma, nous donne un passage déroutant sur le résultat des prises de sang du grand compositeur:

---

1. A.J. Werner. «The death of Mozart». *Journal of The Royal Society of Medicine,* 1996, 89 (1): 59.

2. David Levy. «Gustav Mahler and Emanuel Libman: Bacterial endocarditis in 1911». *British Medical Journal* (Clinical Research Edition), 1986, 293 (6562): 1628-1631.

*Chantemesse... un bactériologiste de renom vint nous rencontrer, fort réjoui, un microscope à la main. Je croyais qu'un miracle était arrivé. Il plaça le microscope sur la table. "Approchez, madame Mahler, et regardez. Même moi, je n'ai jamais vu de streptocoques dans un si merveilleux stade de développement. Regardez ces souches! On dirait des algues !" Il s'empressait d'expliquer, d'étaler son savoir. Mais je ne pouvais plus écouter. Glacée d'horreur, je me détournai et le laissai.* (Notre traduction.)

Édifiant exemple d'insensibilité narcissique et d'absence totale de compassion de la part d'un expert demandé en consultation. Cette citation pourrait figurer dans tous les livres de médecine pour enseigner à nos étudiants en médecine «quoi *ne pas* dire».

## Virus et Matrix

Le monde des virus est encore plus étrange que celui des bactéries et l'agresseur, encore plus petit.

Très bizarre, le virus: il n'est pas en soi un être vivant, mais il est à sa frontière. À quoi sert-il? Pourquoi existe-t-il? Probablement parce qu'il en est capable, tout simplement, et qu'il entre dans les possibilités de la biologie. La biodiversité se caractérise par un équilibre des milieux et des chaînes alimentaires, mais sur ce plan le virus semble faire bande à part. Il n'y a qu'une issue à sa croissance: sa mort ou celle de son porteur. Il semble impossible qu'il soit en équilibre. Il ne peut pas atteindre la «paix des braves», comme celle qui existe entre l'homme et la bactérie.

La composition du virus est l'expression la plus dépouillée de la vie. En réalité, le virus est un bout d'ADN ou d'ARN en ballade, qui cherche à se reproduire. Il ne peut le faire qu'en infectant une cellule. Il insère donc son ADN dans un noyau cellulaire, qui va servir à le photocopier. Un peu comme le coucou, incapable d'assurer sa parentalité et qui pond ses œufs dans le nid des autres oiseaux. Les bébés coucous prennent alors toute la place et jettent hors du nid les oisillons naturels...

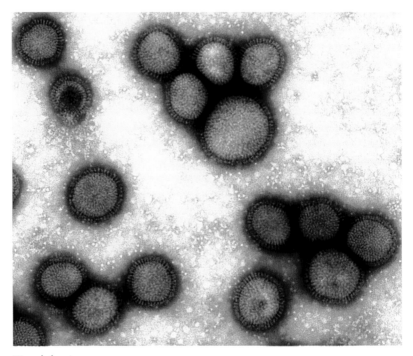

Virus de la grippe.
www.institutpasteur.nc

Le comportement viral est illustré dans le film *Matrix*, lorsque l'agent Smith s'adresse au capitaine Morpheus :

*Chaque mammifère sur cette planète développe instinctivement un équilibre naturel avec l'environnement dans lequel il évolue, mais vous les humains, non. Vous arrivez dans de nouveaux territoires et vous vous multipliez. Vous vous multipliez jusqu'à ce que toutes les ressources naturelles soient épuisées. Et alors, votre seule façon de survivre consiste à émigrer sur de nouveaux territoires. Il y a un seul autre organisme sur cette planète qui se comporte de cette façon : le virus. Les êtres humains sont une maladie, un cancer pour cette planète, vous êtes une épidémie et nous sommes le remède.*

Aux extrêmes, on trouve d'une part, la forme la plus rudimentaire de la vie, le virus, et d'autre part, la forme la plus complexe, l'humain. Les deux auraient donc le même comportement environnemental… tout en étant incapables de vivre ensemble.

Comme les découvertes de Pasteur au XIX$^e$ siècle, la médecine du XXI$^e$ siècle continue la recherche pour mieux connaître les agresseurs de notre santé. Ces dernières années, la santé environnementale nous a appris qu'il y avait des agresseurs encore plus sournois que les bactéries et les virus, des agresseurs sans vie, mais omniprésents dans notre environnement. Ils sont encore plus petits : ce sont les molécules et les particules. L'essor de la chimie, cette intelligente compréhension des lois moléculaires, avait été amorcé dès les XVII$^e$ et XVIII$^e$ siècles, entre autres par des chercheurs comme l'Irlandais Robert Boyle et le Français Antoine de Lavoisier, ce qui a emmené dans notre entourage une pléthore de molécules, plus de 120 000, extrêmement efficaces à court terme pour améliorer notre qualité de vie. La difficulté, c'est d'en comprendre l'effet à long terme.

Allons faire un tour du côté de la cuisine moléculaire.

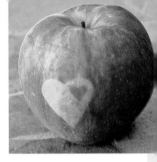

# CHAPITRE 4

# La cuisine moléculaire

Nouvelle tendance : la cuisine moléculaire, voire la gastronomie moléculaire. Ces concepts sont apparus avec l'espoir de redécouvrir l'art millénaire de la table. On veut comprendre pourquoi certains mets ont le pouvoir de nous plonger dans le ravissement et on cuisine « scientifiquement » pour atteindre un but précis. L'humain étant perpétuellement curieux, on veut comprendre davantage et faire mieux que les prédécesseurs.

Aux XIX$^e$ et XX$^e$ siècles, les chimistes ont identifié les vitamines, ces éléments que le corps ne fabrique pas lui-même et qu'il doit se procurer dans la nature. Les observations et les recherches à ce sujet ont été motivées par le manque et la carence, ces stimulants historiques et permanents. Il y avait eu le scorbut (déficit en vitamine C) et le béribéri (déficit en vitamine B), deux maladies graves auxquelles on avait consacré temps et énergie. Rappelons que la moitié de l'équipage de Jacques Cartier n'avait pas survécu à son premier hiver au Canada, pas tant à cause du froid qu'à cause du scorbut.

Aujourd'hui, on connaît bien les vitamines et les minéraux essentiels à la physiologie humaine : fer, magnésium, cuivre, etc. Un merveilleux livre décrit les étapes cruciales des découvertes de cette science : *L'invention de la physiologie*[1]. Coup de cœur pour ce bouquin qui devrait figurer au cursus

---

1. Rémi Cadet. *L'invention de la physiologie – 100 expériences historiques.* Paris : Bélin, 2008.

de toute faculté de médecine. L'auteur y présente diverses anecdotes au sujet des grandes prémices de la médecine scientifique, ajoutant émotion et curiosité au plaisir de la connaissance. Ce livre est rempli de clins d'œil amusants au sujet des croyances de l'époque et il nous montre le chemin parcouru en trois siècles. Que de dogmes détrônés!

Depuis, d'autres propriétés ont émergé de nos aliments. On découvre et on documente les vertus antioxydantes, voire anticancéreuses de certains mets. On s'émerveille du lycopène de la tomate, des oméga-3 de la graine de lin, des propriétés antioxydantes du bleuet. Malgré la somme de connaissances millénaires en botanique, on poursuit les recherches en herboristerie et on commence à peine à comprendre la biodiversité et le haut potentiel des merveilleuses protéines.

Évidemment, quelques écarts de conduite émaillent la route de l'humain dans sa quête pour une meilleure alimentation. On attribue à plusieurs composants des propriétés discutables, sinon loufoques, sans aucune preuve scientifique, particulièrement dans le domaine de l'homéopathie et des produits dits «naturels». Il est regrettable qu'il y ait si peu d'études effectuées dans ces domaines, car cela prive les scientifiques de connaissances objectives, les médecins de médicaments adéquats et les citoyens d'une information juste, afin de les soustraire à un charlatanisme éhonté et persistant. La pensée magique est tenace!

Le nombre de livres de recettes battant tous les records, l'attention des prochains chapitres portera non pas sur les molécules à rechercher, car elles font déjà l'objet d'un vaste battage littéraire et médiatique, mais plutôt sur un autre type de cuisine moléculaire : les molécules à éviter.

De fait, en parcourant le monde et son infinie variété alimentaire, il n'y a pas vraiment à favoriser tel ou tel type de cuisine. En s'assurant de principes de base simples, qui valorisent la qualité, la variété et la modération, on peut affirmer que tout est bon, de l'Asie à l'Afrique, en passant par l'Europe. Le manioc vaut le pain, qui vaut lui-même les pâtes. En fait, tout comme l'air, le problème majeur de l'alimentation a été son industrialisation. Tout porte à croire que ce qui est important en alimentation n'est pas tant ce qu'il faut rechercher, mais plutôt ce qu'il faut fuir.

Prenons un peu de recul: le régime d'antan des légendaires bûcherons canadiens consistait en une avalanche de calories grasses, qui serait décriée avec horreur aujourd'hui par toute bonne diététiste. Pourtant, ces hommes avaient une remarquable forme physique et des capacités humaines phénoménales, par rapport à leurs sédentaires petits-fils. Même si un repas de bûcheron pouvait fournir 5000 calories, véritable repas d'athlète olympique, l'incroyable énergie que brûlaient ces hommes faisait en sorte qu'ils souffraient peu d'hypertension, de dyslipidémie, de diabète et de maladies vasculaires. Leur activité à haute intensité, dans de rudes conditions climatiques, leur permettait de métaboliser une masse calorique qui, aujourd'hui, transformerait rapidement nos contemporains en obèses morbides.

Nos bûcherons n'avaient jamais vu de curcuma ni de thé vert, ces lointaines importations à grands frais de transport. Cependant, ils étaient à l'abri de la pollution atmosphérique, de l'ozone, des particules fines, du cola et du fructose-glucose, du jus de légume au sel, des fritures et des pâtisseries au gras trans, du bœuf aux hormones, de la tartrazine, de l'aspartame et de l'acide phosphorique. Malgré leurs copieux repas, nos bûcherons avaient un faible taux de maladie cardiovasculaire, et ce n'était pas uniquement une question d'activité physique.

L'alimentation industrielle est venue enrayer un fléau séculaire: le manque d'accès aux aliments, la malnutrition, la famine. Il a donc fallu améliorer les techniques de préservation des aliments et faciliter leur manutention et leur transport, ce que certains additifs ont permis. D'autres les ont rendus plus savoureux. D'autres plus onctueux. D'autres plus «présentables». Enfin, les additifs sont devenus de véritables armes de marketing, poussant au maximum le raffinement dans la présentation et le goût, afin de se démarquer de la concurrence. Jusqu'à peu, nous n'avions aucune idée de ce qui se retrouvait dans les emballages. Récemment, l'étiquetage obligatoire a mis un peu de lumière sur cet aspect glauque de l'alimentation industrielle, ce qui a permis de répondre en partie à cette question: qu'est-ce que je mange?

Parmi des centaines d'additifs inoffensifs, quelques ingrédients ont perverti les aliments de la Terre quand on les a ajoutés industriellement. C'est le cas des molécules noires, ces composantes majeures de la restauration-minute (*fast-food*) et des aliments industriels, qui induisent le syndrome métabolique (excès de poids, hypertension, diabète, haut cholestérol et triglycéride) et qui mènent tout droit aux maladies cardiovasculaires. En effet, ce qui détermine surtout le risque cardiovasculaire d'un bébé, quelles que soient sa race et sa génétique, ce n'est pas tant son hérédité que son environnement. Aujourd'hui, nous assistons à une explosion de maladies cardiovasculaires en Russie, en Inde et en Chine, ces pays qui, historiquement, étaient peu victimes d'AVC et d'infarctus. En deux générations, la morbidité cardiovasculaire des Russes, des Indiens et des Chinois a rejoint et même dépassé celle des Occidentaux. L'importation fulgurante de la révolution industrielle a entraîné son lot de dommages collatéraux : explosion du syndrome cardiométabolique et de la morbidité cardiovasculaire.

Les deux grands coupables : respirer et manger. Pollution et *fast-food*, molécules noires aériennes et alimentaires.

## Jouons à la SAQ

Dans une visée «pédagogique», les faiseurs d'images de la Société des alcools du Québec ont proposé à la clientèle un système tout québécois pour choisir les vins : des pastilles de couleur, déterminées selon certaines caractéristiques. Dans la même veine d'identification simple, on a proposé en 2010 à la Communauté européenne d'étiqueter les emballages des aliments en magasin avec des pastilles vertes (toujours bon), oranges (avec modération) ou rouges (à éviter), pour signaler qualité et quantité en sel, en sucre, en gras trans et en graisses saturées, qui ne cessent de croître dans les aliments industriels. Malheureusement, cette proposition a été refusée par 32 voix *contre* et 30 voix *pour*.

Cependant, nous pouvons nous amuser ici à coller des pastilles de couleur aux molécules. Comme dans l'air, il y a des molécules qu'il vaut mieux ne pas rencontrer dans l'alimentation.

Les molécules noires :

- le sirop fructose-glucose (HFCS ou *High Fructose Corn Sirup*) ;
- l'acide phosphorique ;
- les gras trans ;
- les graisses des mammifères ;
- le sel en excès.

Les molécules grises :

- l'aspartame ;
- les colorants ;
- les sucres à chaînes courtes ;
- l'alcool (à plus de deux consommations par jour ou dix par semaine) ;
- les organismes génétiquement modifiés (OGM).

Passons à la cuisine pour scruter quelques-unes de ces molécules.

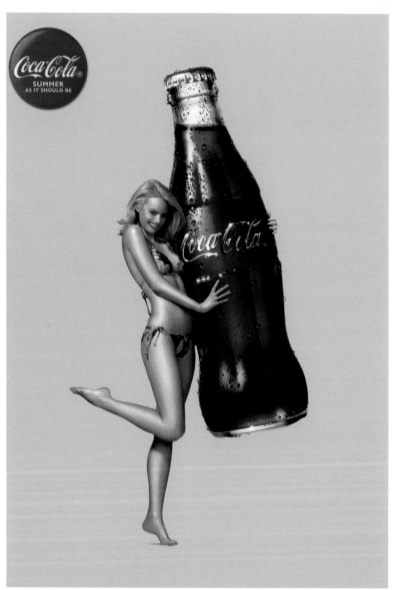

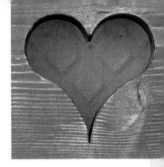

# CHAPITRE 5

# Ouvrez du bonheur…

Touchante séquence du film *Slumdog Millionaire* : pour amadouer deux enfants errants, d'à peine dix ans, un jeune adulte décapsule une bouteille de Coca-Cola et la leur tend, ce qui rafraîchit leur gorge pleine de poussière et ce qui lui vaut instantanément leur confiance. Dans l'état de misère et de dénutrition de ces deux enfants, offrir une telle boisson gazeuse constituait un geste salvateur. La compassion de cet homme était intéressée : il se servira d'eux pour mendier après les avoir mutilés.

Coca-Cola est le créateur du sympathique père Noël que nous connaissons aujourd'hui, personnage sur les genoux duquel tous les enfants nord-américains rêvent de s'asseoir la veille de Noël. C'est pour ce père Noël qu'ils déposent devant la cheminée un *verre de lait* et des biscuits la veille du grand jour. Depuis 1928, Coca-Cola est également commanditaire et fournisseur exclusif des Jeux olympiques jusqu'en 2020 en boisson non alcoolisée. Durant les Jeux d'hiver de Vancouver, cette compagnie a inondé les auditeurs de son leitmotiv « Ouvrez du bonheur… ». Et l'entreprise de souligner que les valeurs de l'olympisme et les siennes cadrent parfaitement, attachant beaucoup d'importance *au bonheur et à l'optimisme*…

La cardiologie partage-t-elle ce bonheur et cet optimisme ?

Depuis 2005, certaines propriétés présumées du Coca-Cola courent sur Internet :

- Le principe actif du Coca-Cola est l'acide phosphorique, qui dissout un ongle en environ quatre jours.

- Si on met un os dans du Coca-Cola, il se dissoudra en quelques jours.

- Dans plusieurs États américains, après un accident de la route, les patrouilleurs chargent deux gallons de Coca-Cola pour nettoyer le sang sur les voies publiques.

- Pour nettoyer des objets rongés par du liquide de batterie, il suffit de verser du Coca-Cola sur les parties touchées par la corrosion.

- Le chrome d'un pare-chocs se nettoie bien avec du Coca-Cola versé sur une feuille d'aluminium.

- On utilise le Coca-Cola pour décrasser et redonner de l'éclat aux enjoliveurs de roue.

- Les camionneurs qui transportent du Coca-Cola utilisent cette boisson pour nettoyer leur moteur.

- Boire du Coca-Cola tout en mangeant des pastilles Menthos risque de faire exploser l'estomac par réaction chimique.

Internet... le pire et le meilleur de la nature humaine. Allons du côté de la littérature scientifique et considérons l'ensemble des boissons-sodas, pour ne pas personnaliser le débat en pointant une seule marque commerciale. Au préalable, précisons quelques faits concernant la terminologie : lorsqu'un Québécois achète un Pepsi, un Coke, un Seven-Up ou un Sprite, il appelle ce type de boissons des *liqueurs*, *liqueurs douces* ou *boissons gazeuses*, tandis que pour un Européen, une liqueur est plutôt un Cointreau ou un Grand Marnier. Ce dernier commandera donc plutôt un soda ou un coca. Aux États-Unis, en Grande-Bretagne et au Canada anglais, on appelle ces boissons *soft drinks* ou *sodas* et parfois *carbohydrated beverage* ou *sweetened beverage*.

Cela dit, l'American Medical Association recommandait dès 1942 de limiter la quantité de sucre en ciblant spécifiquement les sodas. Recommandation très mollement suivie : cette année-là, l'Américain moyen buvait chaque année 90 portions de huit onces de soda (240 ml), tandis qu'en 2000, il en était à 600 portions de huit onces pour la même période[1].

Dans les années quatre-vingt, le doute sur la nocivité des boissons gazeuses s'est confirmé. Dans une étude portant sur 59 000 Afro-Américaines, on a démontré que le fait de boire deux boissons gazeuses par jour augmentait de 24% les risques de devenir diabétique[2]. L'étude intitulée *Nurse Health Study II*, observant 51 603 femmes pendant huit ans, a démontré que celles qui prenaient une boisson gazeuse ou plus par jour risquaient 83% plus de prendre un kilo et plus par an et de développer un diabète[3]. Pendant la grossesse, les femmes prenant plus de cinq boissons gazeuses par semaine avaient 22% fois plus le diabète que celles qui en prenaient une ou moins par mois. Le diabète de grossesse rend la grossesse à risque élevé, ce qu'on appelle une GARE, et cela entraîne un cortège de complications[4].

En 2007, une revue exhaustive de l'Université Yale regroupait et analysait 98 études portant sur les sodas, la nutrition et la santé[5].

---

1. Lenny R. Vartanian, Marlene B. Schwartz et Kelly D. Brownell. «Effects of soft drink consumption on nutrition and health : a systematic review and meta-analysis». *American Journal of Public Health,* 2007, 97 : 667-675.
2. Julie R. Palmer, Deborah A. Boggs, Supriya Krishnan *et al.* «Sugar-sweetened beverages and incidence of type 2 diabetes mellitus in African American women». *Archives of Internal Medicine,* 2008, 168 (14) : 1487-92.
3. Matthias B. Schulze, JoAnn E. Manson, David S. Ludwig *et al.* «Sugar-sweetened beverages, weight gain, and incidence of type 2 diabetes in young and middle-aged women». *JAMA,* 2004, 292 : 927-934.
4. L. Chen, Hu FB, Yeung E *et al.* «Prospective study of pre-gravid sugar-sweetened beverage consumption and the risk of gestational diabetes mellitus». *Diabetes Care,* 2009, 32 (12) : 2236-2241.
5. Lenny R. Vartanian, Marlene B. Schwartz et Kelly D. Brownell. *Op. cit.*

Les conclusions sont fort intéressantes :

- De 1970 à 1997, la consommation annuelle de sodas par habitant a crû de 86% aux États-Unis, passant de 22 gallons (83 litres) à 41 gallons (155 litres). Dans le même temps, la prévalence de l'obésité croissait de 112%.

- De 1977 à 1994, la quantité de sucre par personne augmentait, passant au quotidien de 235 kilocalories à 318, les sodas ajoutant plus de sucre que les jus de fruits et les desserts combinés.

- De 1970 à 1990, grâce aux sodas, la quantité de fructose (tiré du sirop de maïs) ingéré par habitant augmentait de 1000%.

- La consommation de boissons gazeuses déplace ou remplace celle du lait et du jus de fruit pur, diminuant l'absorption de lactose, de calcium, de vitamines et d'oligo-éléments indispensables à la croissance et au maintien de l'organisme.

- Les sodas augmentent l'appétit, diminuent la satiété et reprogramment les personnes ayant un haut besoin de sucre dans leur alimentation.

- Le fructose (principal sucre des sodas, issu du maïs) favorise la synthèse de graisse (lipogenèse), ne stimule pas l'insuline (donc favorise le diabète) ni la leptine, cette hormone qui donne le signal de satiété.

Ces conclusions rejoignent les constatations du journaliste William Reymond, qui s'est attardé au phénomène Coca-Cola dans trois de ses livres : *Coca-Cola, l'enquête interdite*, *Toxic*, et *Toxic Food*. Il en ajoute, démontrant que le sirop industriel fructose-glucose est massivement utilisé dans les sodas, les cocktails et les nectars, et cela presque partout, jusque dans 40% des aliments préparés. Ce sirop fructose-glucose explique en grande partie l'épidémie mondiale d'obésité et de diabète à laquelle nous assistons aujourd'hui, particulièrement dans les milieux pauvres, où l'on se nourrit de *fast-food*. C'est le cas du village mexicain de Rio Grande City où 50% des enfants de dix ans sont obèses et où la moitié de la population est diabétique[6].

---

6. William Reymond. *Toxic : Obésité, malbouffe, maladie : enquête sur les vrais coupables.* Paris : Flammarion, 2007, p 338.

## Cola sur glace

Marcel Lebœuf, populaire comédien québécois, est allé dans le Grand Nord canadien donner des conférences sur l'estime de soi dans des villages autochtones décimés par la toxicomanie et le suicide. Dès son arrivée, il remarqua que les enfants avaient en main de généreuses portions de hot-dogs et de boissons gazeuses. Il se réjouit alors à l'idée qu'une petite fête avait été organisée et il demanda quelle en était l'occasion. Avec stupeur, il s'entendit répondre : «Oh, il n'y a pas d'occasion spéciale, c'est ce qu'on mange tous les jours.»

Les populations mieux «nanties» ou plus «informées» sont-elles à l'abri d'un tel fléau? On peut en douter quand on consulte le Bottin statistique 2008 de l'alimentation du ministère de l'Agriculture, des Pêcheries et de l'Alimentation, qui nous apprend qu'en Amérique du Nord, pratiquement 50 % des repas sont pris à l'extérieur de la maison. Au restaurant, en tenant compte de toutes les commandes, les «boissons gazeuses» arrivent en deuxième position à l'heure du midi (22%) et en quatrième position le soir (20%). Et qu'est-ce qui occupe la première position dans les deux cas? Les frites!

Comment décrire la parfaite convergence obésogène du tristement célèbre trio «hamburger-frites-cola»? Le hamburger, les frites et les condiments sont excessivement salés. Cette teneur en sel incite à boire davantage. Entre alors en action le soda, dont le sirop fructose-glucose inhibe la sensation de satiété, ce qui incite à manger davantage. De plus, la boisson gazeuse émet du $CO_2$, ce qui distend l'estomac. Sur une longue période, cette distension chronique incite à manger davantage pour arriver à une sensation de satiété. Plus de sel, plus de sodas. Plus de sodas, plus de sel.

Corollaire inverse, le *seul* traitement efficace qui existe pour lutter contre l'obésité sévère, c'est la chirurgie bariatrique, qui diminue tout simplement le volume de l'estomac. Il vaudrait mieux commencer par ne pas le dilater.

C'est de là que vient l'explosion du diabète de type 2, menace planétaire qui risque de faire perdre les cinquante dernières années de gains en santé cardiovasculaire décrits dans *Prévenir l'infarctus ou y survivre* (figure 1).

FIGURE 1

**Nombre de diabétiques aux États-Unis, de 1980 à 2005**

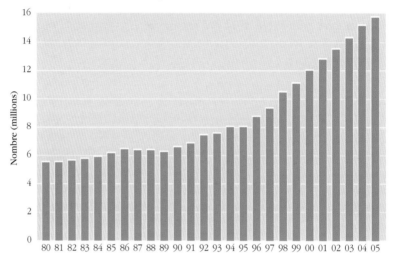

Note : Ce nombre est passé de 5,6 millions à plus de 15 millions en 25 ans.
Source : Center for Disease Control, 2007

Toutes proportions gardées, la situation du diabète est analogue au Canada. Le nombre de gens atteints a doublé en dix ans (figure 2).

Sachant qu'au moins 80% des diabètes adultes sont simplement liés à un excès de poids, il serait du plus grand intérêt public de viser des causes spécifiques, tout particulièrement les boissons gazeuses.

Surprise, certains aliments et suppléments *induisent* le diabète. Aux États-Unis, la prise de sucre dit «raffiné» a coïncidé avec une hausse brutale de poids, ce sucre «raffiné» étant la plupart du temps du HFCS ou *High-Fructose Corn Syrup*. Ce sirop HFCS compte aujourd'hui pour 20% de la prise de sucre chez les Américains. Or, ce sucre soi-disant «raffiné» induit plus d'obésité et de diabète que tous les autres carbohydrates.

FIGURE 2

**Nombre de diabétiques au Canada, en millions**

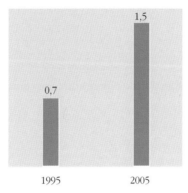

Source : Santé Canada, 2008

Il est maintenant prouvé que les sodas induisent directement de l'obésité[7], du diabète[8,9] et de l'hypertension[10], donc des maladies coronariennes[11]. Plus encore, les colas induisent l'ostéoporose et la déminéralisation des os. La cause : l'acide phosphorique, élément qui nettoie les pare-chocs et dissout des os, que l'on retrouve dans les colas.

7. G.A. Bray, S.J. Nielsen et B.M. Popkin. «Consumption of high-fructose corn sirup in beverages may play a role in the epidemic of obesity». *American Journal of Clinical Nutrition,* 2004, 79 : 537-543.

8. Ravi Dhingra, Lisa Sullivan *et al.* «Soft drink consumption and risk of developing cardiometabolic risk factors and the metabolic syndrome in middle-aged adults in the community». *Circulation,* 2007, 116 : 480-488.

9. J. Montonen, R. Jarvinen, P. Knekt *et al.* «Consumption of sweetened beverages and intakes of fructose and glucose predict type 2 diabetes occurrence». *Journal of Nutrition,* 2007, 137 : 1447-1492.

10. L. Chen, B. Caballero, D.C. Mitchell *et al.* «Reducing consumption of sugar-sweetened beverages is associated with reduced blood pressure. A prospective study among United States adults». *Circulation,* 2010, 121 : 2398-2406.

11. T.T. Fung, V. Malik, K.M. Rexrode *et al.* «Sweetened beverage consumption and risk of coronary heart disease in women». *American Journal of Clinical Nutrition,* 2009, 89 : 1037-1042.

En 2006, une étude de l'Université Tufts de Boston démontrait que la densité osseuse baisse de 5% chez les femmes qui boivent un cola ou plus par jour (figure 3)[12]. La cause est attribuée à l'acide phosphorique des colas, qui perturbe l'équilibre calcium-phosphore, base même de la santé des os.

FIGURE 3

**Densité osseuse en fonction du nombre de colas consommés par semaine**

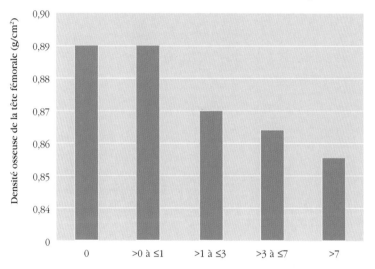

Source: K.L. Tucker, K. Morita, M. Hannan *et al.* Voir la note 12 ci-dessous

En 2008, une étude allemande nommée DONALD, portant sur 228 enfants, démontrait que la consommation de colas avait un effet nocif sur la minéralisation des os, causant une baisse du contenu en minéraux ainsi qu'une baisse de la surface du cortex osseux et de la solidité osseuse. Ces trois marqueurs reflètent la baisse globale de qualité

---

12. K.L. Tucker, K. Morita, M. Hannan *et al.* «Colas, but not other carbonated beverages, are associated with low bone mineral density in older women: The Framingham Osteoporosis Study». *American Journal of Clinical Nutrition,* 2006, 84: 936-942.

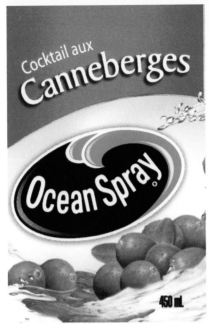

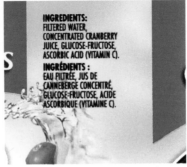

**INGREDIENTS:**
FILTERED WATER, CONCENTRATED CRANBERRY JUICE, GLUCOSE-FRUCTOSE, ASCORBIC ACID (VITAMIN C).

**INGRÉDIENTS :**
EAU FILTRÉE, JUS DE CANNEBERGE CONCENTRÉ, GLUCOSE-FRUCTOSE, ACIDE ASCORBIQUE (VITAMINE C).

Glucose-fructose? Qui a mis du glucose-fructose dans nos bonnes canneberges? Allons voir les petits caractères...

BY / FABRIQUÉ PAR PEPSI-QTG CANADA, MI
OCEAN SPRAY IS A REGISTERED TRADEMAR
/ www.oceanspray.ca

Ici tout va bien en apparence. Cependant, le mot «cocktail» sème un doute. Scrutons les ingrédients...

Pepsi... Passe encore de refiler à qui en veut de l'acide phosphorique à ostéoporose, de l'aspartame à tumeur, du glucose-fructose à diabète et de la caféine à gogo, mais pourrait-on laisser tranquilles les canneberges!

du modelage et du remodelage des os d'un jeune en croissance et cela expliquerait l'ostéoporose marquée des buveurs de colas[13].

À l'inverse, les jus de fruits purs (orange, pamplemousse, pomme, etc.) ne sont pas associés à l'augmentation de ces maladies; ils sont même bénéfiques pour maintenir l'organisme en santé.

Il faut faire une importante nuance au sujet des jus de fruit: il y a les jus purs (frais, congelés ou reconstitués) et les «nectars», «cocktails» et «boissons au fruit», qui dénaturent le jus d'origine. Un exemple: la canneberge, avec ses vertus antioxydantes, a été récemment propulsée comme nouvelle vedette des fruits. La canneberge a le pouvoir d'empêcher la fixation de bactéries dans la vessie. Il y a vingt ans, au Québec,

---

13. L. Libuda, U. Alexy, T. Remer *et al.* «Association between long-term consumption of soft drinks and variables of bone modeling and remodeling in a sample of healthy German children and adolescents». *American Journal of Clinical Nutrition*, 2008, 88: 1670-1677.

personne ne buvait de jus de canneberge, sinon les patients souffrant d'infection urinaire chronique. C'était un médicament. Aujourd'hui, la vulgarisation alimentaire lui a donné ses lettres de noblesse, ainsi qu'à plusieurs jus de fruits et de légumes, solution combien plus valable que les *soft drinks*. Toutefois, il faut bien lire les étiquettes, car on peut encore se faire avoir.

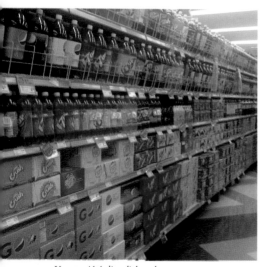

Une société dite d'abondance.

À ce jour, les tentatives pour juguler la consommation de sodas ont été plutôt vaines : ces boissons ne coûtent presque rien, sont faciles à expédier partout, elles ont une préservation presque illimitée et leur matraquage publicitaire se fait à coup de milliards de dollars à la télévision. Ces milliards sont facilement acquis. Ces produits ne coûtent pratiquement rien à fabriquer et génèrent une énorme marge de profit, permettant aux producteurs de s'offrir les meilleurs faiseurs d'images.

La revue *Time* a publié, en août 2007, un article révélateur qui brosse le portrait du panier d'épicerie hebdomadaire familial dans plusieurs pays. Retenons-en deux. Aux États-Unis, on remarque que pratiquement tous les aliments sont d'origine industrielle. Le panier ne contient pratiquement plus rien de frais ou de naturel. Coût du panier : 341 dollars américains. Dans la légende, on note que «cette famille combat les effets de l'*abondance* avec de l'activité physique.»

Plus loin, une famille mexicaine dévoile le contenu de son panier épicerie. Contraste marqué, puisque l'on voit beaucoup de fruits, de légumes et de produits frais. Le hic se trouve à l'arrière : un goût prononcé pour les sodas. La légende de la photo mentionne que «cette famille a un faible pour les coûteuses boissons sucrées, ce qui étire un budget alimentaire serré : 39,07 dollars américains sur un total de 189,09 $.»

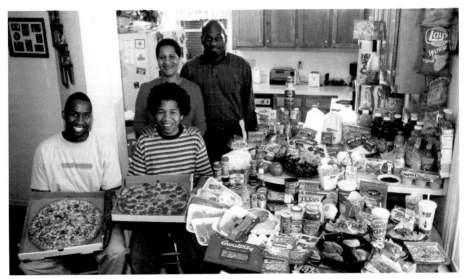

Le panier d'épicerie américain.
Peter Menzel, *Time*, 30 Juillet-6 août 2007

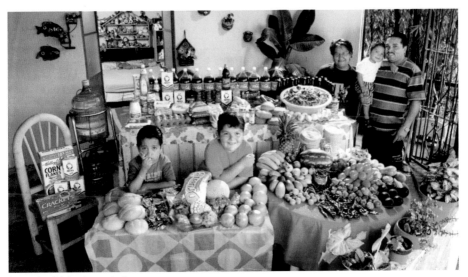

Le panier d'épicerie mexicain.
Peter Menzel, *Time*, 30 juillet-6 août 2007

Les nutritionnistes de l'Université de Caroline du Nord ont publié l'étude CARDIA, après avoir observé pendant 20 ans le comportement alimentaire de 5 115 personnes. Ils en ont conclu que l'on diminuerait de 7 % la consommation des boissons gazeuses si on en augmentait le prix de 10 %. D'où l'idée de plusieurs groupes qui préconisent de taxer davantage ces produits. En réponse aux critiques sur l'aspect économique d'une telle taxe, l'équipe éditoriale de la revue *Archives of Internal Medicine* a rétorqué que les producteurs de maïs sont subventionnés, ce qui leur permet d'abaisser artificiellement le prix des boissons sucrées au fructose de maïs[14].

Au-delà d'une taxe, ce qu'il faut surtout, c'est de dégoûter les enfants des boissons gazeuses et de promouvoir de saines et agréables solutions de rechange. En France et en Grande-Bretagne, on a banni des écoles les boissons gazeuses, tout comme on l'a fait dans des commissions scolaires de Los Angeles, de Philadelphie et de Miami. En 2005, la Californie a voté une loi bannissant ces boissons des écoles, mesure que plusieurs États envisagent d'adopter à leur tour.

Côté écologie, soulignons qu'il faut cinq litres d'eau pour produire un litre de soda. En fait, tous les ingrédients des sodas sont nocifs, sauf l'eau.

Revenons maintenant aux objectifs énoncés par Coca-Cola lors des Jeux olympiques, cette fois à Beijing en 2008 :

*Nous devons axer nos efforts sur la publicité à la télévision, sur les jeux pour les consommateurs et autres moyens créatifs afin d'optimiser notre partenariat. Coca-Cola est le fournisseur officiel des Jeux olympiques pour les boissons non alcoolisées. Nous nous assurons que nos boissons sont disponibles à l'intérieur des sites. À Beijing, on attend plus de sept millions de personnes. Nous sommes persuadés que les Jeux sont une force du bien et que ce sera une bonne chose pour la Chine.*

---

14. J. Kiyah Duffey, Penny Gordon-Larsen, James M. Shikany *et al.* «Food price and diet and health outcomes – 20 Years of the CARDIA Study». *Archives of Internal Medicine*, 2010, 170 (5): 420-426.

La compagnie ajoute en toute candeur: *Nous fournissons également les athlètes avec des jus de fruit et des bouteilles d'eau.*

Point de vue du cardiologue: l'explosion planétaire d'obésité, de diabète, de malnutrition, de carence alimentaire, d'ostéoporose et de maladies cardiovasculaires va de pair avec les ventes de sodas, dont les publicités sont diffusées par des entreprises de *fast-food* qui convoitent les formidables marchés de la Russie, de l'Inde et de la Chine. *Ouvrez du bonheur…*

Bonheur et optimisme… pour l'industrie médico-pharmaceutique? Retenons que l'athlète boit de l'eau et des jus de fruit et que le père Noël se délecte d'un verre de lait. À ce jour, les cardiologues d'intervention n'ont à dilater ni l'un ni l'autre.

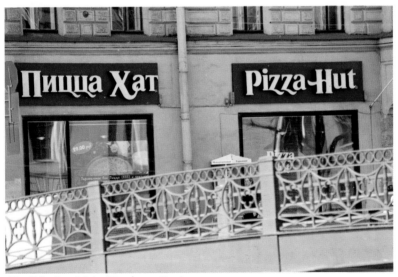

«Mondialisation» à Saint-Pétersbourg, Russie.

### Publicité-choc de la Ville de New York

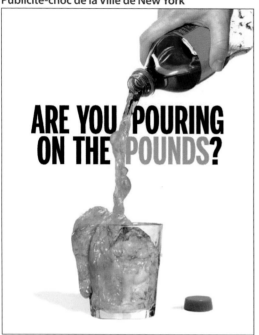

*Are you pouring on the pounds?* (*Un bon verre de kilo?*) Après avoir éliminé les gras trans et planté un million d'arbres, New York s'attaque aux sodas obésogènes. Il faut voir cette vidéo musclée sur YouTube : http://www.youtube.com/watch?v=-F4t8zL6F0c

### Mirage publicitaire

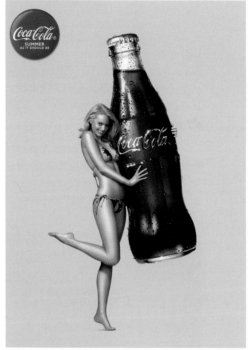

WorldPress http://kristinaosophia.files.wordpress.com/2009/08/cocacola.jpg

### Réalité hospitalière

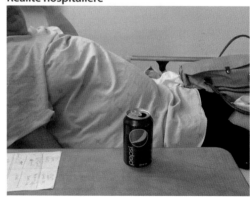

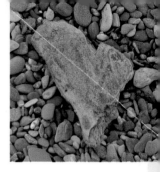

# CHAPITRE 6

# Sodium et Gomorrhe

C ertaines molécules, bien qu'indispensables et incontournables dans la cuisine, sont trop présentes dans notre alimentation. C'est le cas du sel. Depuis des millénaires, le sel (chlorure de sodium ou NaCl) a contribué à préserver les aliments. Il excelle à lutter contre les bactéries et les moisissures. Comme le sucre dans les confitures et le gras dans le confit de canard, ainsi que la cuisson proprement dite, il représente un des trucs les plus simples pour préserver les aliments.

Toutefois, il y a un consensus planétaire pour dire que l'alimentation industrielle a dépassé les bornes, ce qui fait en sorte que nous ingurgitons de deux à trois fois trop de sel. La dose quotidienne adéquate en sodium est de 1 500 milligrammes. Au Canada, chaque personne en absorbe en moyenne 3 400 milligrammes, chiffre atteignant près de 5 000 milligrammes chez les jeunes hommes. Le problème majeur ne vient ni de la salière de table – qui ne fournit que 10 % de tout le sel consommé – ni du sel que l'on trouve naturellement dans les aliments – et qui compte pour 15 % de l'ensemble du sel absorbé. L'industrie alimentaire est responsable de cet abus puisqu'elle ajoute partout de généreuses portions de sel, même dans les desserts sucrés, le pain, les céréales du matin et les jus de légumes dits purs, constituant ainsi 75 % de tout le sel que nous consommons. Ces ajouts servent tant à stimuler le goût qu'à préserver les aliments (d'où un meilleur rendement économique, car ils restent plus longtemps sur les tablettes des supermarchés). La surenchère liée à la concurrence est telle que nous en sommes à consommer jusqu'à trois fois la quantité nécessaire de sodium.

Encore une fois, notre système vasculaire est victime de cette agression. Un Canadien sur cinq est hypertendu et, selon la Fondation canadienne des maladies du cœur, au moins trois hypertendus sur dix le sont parce qu'ils consomment trop de sel, souvent à leur insu et là où ils ne s'y attendent pas.

Une étude du *New England Journal of Medicine* démontre qu'en diminuant l'apport quotidien de 3 grammes de sel (ou 1,2 g de sodium), on préviendrait annuellement 75 000 infarctus, 45 000 AVC et 75 000 décès cardiovasculaires. Ces baisses de morbidité représentent des économies en dépenses de santé, qui varient de 10 à 24 milliards de dollars. Cette mesure aurait le même effet sur la mortalité que le traitement de tous les hypertendus américains[1].

Le cardiologue qui découvre que seulement 10 à 15 % du sel provient de la salière de table et 75 % de l'alimentation industrielle éprouve un certain remords : celui d'avoir culpabilisé des milliers de patients (de bonne foi et en suivant les recommandations officielles), avec le « ne pas trop saler » ou « une diète sans salière » alors qu'en fait, c'était le panier d'épicerie et le repas au restaurant qui les agressaient.

Dans les années quatre-vingt, les facultés de médecine nous enseignaient que l'hypertension était « essentielle » dans 90 % des cas, c'est-à-dire génétique. Un regard actualisé sur l'effet du sel ainsi que des particules fines de la pollution (chapitre 9), du plomb (chapitre 7) et des sodas (chapitre 5) démontre aujourd'hui la grande part de l'environnement comme cause de l'hypertension qui, finalement, est loin d'être « essentielle ». On se rappelle nos amis Tsimanes rencontrés au chapitre 2 (*Le Paradis perdu*), qui ne souffrent presque pas d'hypertension.

---

1. K. Bibbins Domingo *et al.* « Projected effects of diatery salt reductions on future cardiovascular disease ». *New England Journal of Medicine*, 2010, 362 (7) : 590-597.

## Gras trans : encore ?

D'autres molécules n'ont tout simplement pas leur raison d'être. On a l'impression que la cause des gras trans est entendue et qu'on a cessé de les utiliser, mais en fait, cela n'est que très partiellement vrai en Occident et le phénomène est tout à fait hors de contrôle dans les pays émergents. Même si New York et quelques autres administrations municipales ont banni les gras trans de leur territoire, il y a encore beaucoup d'inertie à ce sujet. Pourtant, devant les données claires de la toxicité cardiovasculaire et métabolique des gras trans, il ne devrait y avoir aucune hésitation à les bannir tout simplement.

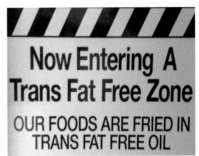

Terre-Neuve, cafétéria de l'aéroport de Gander. «Vous entrez dans une zone libre de gras trans. Nos aliments sont frits dans de l'huile sans gras trans.»

L'étude Framingham et plusieurs autres ont très bien documenté la relation entre maladie vasculaire et mauvais cholestérol (*Low Density Lipoprotein Cholesterol* ou *LDL-C*). Chaque hausse de 1% de LDL entraîne une hausse de 1% de maladies cardiovasculaires. Près de 40% des adultes canadiens – environ 12 millions de personnes – sont considérés comme ayant des taux élevés de ce mauvais cholestérol.

Quand ce lien a été établi, on a malheureusement adopté un raccourci simpliste en bannissant le cholestérol de l'alimentation ; or, le cholestérol constitue un élément essentiel pour nos cellules, particulièrement pour nos neurones. On a propagé bien d'autres erreurs, par exemple quand on a affirmé que «le cholestérol bouchait les artères». Même les médecins ajoutent à la confusion quand ils disent, pour vulgariser l'information scientifique dans un souci d'éducation, que l'infarctus ou l'AVC a été causé par une *plaque de cholestérol*, ce qui est une fausseté largement répandue dans la population. C'est l'athérosclérose, et non le cholestérol, qui bouche les artères.

Le cholestérol d'origine alimentaire n'a de mauvais effet que chez une minorité de personnes. Notre cholestérol est d'origine alimentaire pour 20%. Le 80% restant est synthétisé naturellement par notre foie.

Les matières grasses qui font augmenter le plus le taux de cholestérol dans le sang sont les gras saturés et les gras trans, parce qu'ils perturbent le processus naturel de régulation du cholestérol par le foie.

Il a fallu du temps pour découvrir cette cause de l'hypercholestérolémie, qui en est peut-être même *la* cause majeure : les gras trans ajoutés dans l'alimentation industrielle, nettement pires que le cholestérol alimentaire naturel.

Les acides gras trans sont de deux types : les naturels (produits laitiers et viandes de mammifères) et les synthétiques. Ces derniers sont une invention du début du siècle, l'une des 120 000 nouvelles molécules ajoutées depuis peu à notre environnement. Dans le cas des gras trans, on change la texture d'une huile végétale pour la rendre solide ou semi-solide, et cela par réaction chimique (appelée « hydrogénation catalytique partielle »). Les exemples types sont la graisse Crisco et la margarine. En plus de donner aux huiles une texture plus « commode » pour l'industrie, cette technique comporte l'avantage de mieux conserver les aliments, cette transformation chimique ralentissant le rancissement et l'oxydation de l'huile. D'où l'intérêt des restaurants et des fabricants d'aliments industriels pour ce produit peu cher qui se conserve longtemps. Très rentable.

En Amérique du Nord, les gras trans sont massivement intégrés dans 40 % des aliments industriels (figure 1). Ils se retrouvent dans les frites, le maïs soufflé préparé au four à micro-ondes, les croissants, les tartes, les beignets, les pâtisseries, les biscuits et toute la chocolaterie bas de gamme. On en trouve même dans les aliments pour bébés et tout-petits (moins de deux ans). D'où une explosion d'obésité, de diabète, d'hyperlipidémie et de maladies cardiovasculaires. Cinq pour cent de gras trans par jour, sur le total de gras, augmentent la mortalité cardiovasculaire de 23 %[2].

---

2. W. Willett et A. Ascherio. « Trans fatty acids. Are the effects only marginals ? ». *American Journal of Public Health,* 1994, 84 (5) : 722-724.

## FIGURE 1
### Provenance des sources d'acides gras

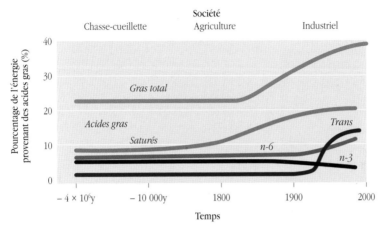

Le docteur Éric Dewailly, spécialiste en santé communautaire, professeur et chercheur de l'Axe Santé des populations et Environnement à l'Institut national de santé publique du Québec, attaché au Centre de recherche du Centre hospitalier universitaire de Québec (NSPQ-CRCHUQ), présente le diagramme ci-dessus, très intéressant pour suivre l'évolution de la consommation des graisses au fil des civilisations humaines. De la même façon que les oméga-3 sont issus principalement de la consommation de poisson, les acides gras trans vont avec la consommation de graisses partiellement hydrogénées d'origine industrielle. Le début du XXᵉ siècle a vu arriver ce nouvel agresseur moléculaire, perturbant des millénaires d'équilibre alimentaire.

Source: Éric Dewailly. «Les gras trans, vous connaissez? Cet environnement qui nous rend malades». *Le spécialiste*, décembre 2009, 11 (4): 31

Les gras trans induisent une hausse de LDL-cholestérol, de triglycérides et de diabète. Ils baissent la production de «bon» cholestérol, le HDL[3]. Ce sont les gras trans qui expliquent les différences marquées que l'on a remarquées jusqu'à récemment entre les «normales» de taux de cholestérol chez les Américains et les Asiatiques, ces «normales» étant beaucoup plus élevées chez les Nord-Américains.

---

3. Willett et A. Ascherio. *Op. cit.*

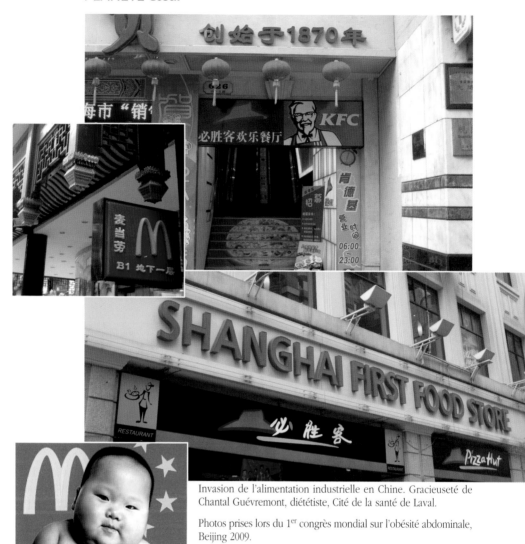

Invasion de l'alimentation industrielle en Chine. Gracieuseté de Chantal Guévremont, diététiste, Cité de la santé de Laval.

Photos prises lors du 1er congrès mondial sur l'obésité abdominale, Beijing 2009.

Source : agoravox.fr

Malheureusement, avec l'importation massive en Asie de l'alimentation industrielle, on assiste de nos jours à une montée fulgurante des taux d'hypercholestérolémie chez les Asiatiques. De plus, tous les pays émergents voient augmenter beaucoup dans leur alimentation les parts d'huile partiellement hydrogénée. D'où l'explosion contemporaine de maladies cardiovasculaires, de New Delhi jusqu'à Beijing.

Depuis 2003, le Danemark fait preuve de leadership à cet égard : ce pays a banni toute huile contenant plus de 2 % d'acides gras trans fabriqués industriellement. Même les multinationales ont dû emboîter le pas et réduire la quantité de gras trans dans leurs produits vendus au Danemark, tout en poursuivant dans les autres pays la vente de produits riches en gras trans.

En 2006, au Canada, un Groupe d'étude du ministère fédéral de la Santé arrive à une conclusion malheureusement plus timide : « L'approche danoise (limite de 2 % de gras trans) ne conviendrait pas au Canada. Une limite plus élevée (de 4 à 5 %) serait plus facile à mettre en place et cela pourrait encore apporter des avantages significatifs pour la santé de la population canadienne[4]. » Proclamer qu'il suffirait de limiter à 5 % l'utilisation de gras trans au Canada pour obtenir une baisse de maladies cardiovasculaires, c'est reconnaître à quel point ces gras sont partout et nocifs.

En juin 2007, le ministre fédéral de la Santé réagissait à la publication du rapport final de ce Groupe de travail : « Nous accordons à l'industrie alimentaire un délai de deux ans pour réduire le plus possible les gras trans, comme le recommande le Groupe d'étude. Si on ne constatait pas des progrès importants vers l'atteinte des limites proposées au terme de cette période, nous devrions alors imposer cette réduction par voie de réglementation[5]. »

Depuis que l'affichage est devenu obligatoire, en 2006, on a rapporté une baisse de consommation de gras trans. Quatre-vingts pour cent des aliments préemballés respectent la limite imposée. Par contre, les

---

4. *Transformer l'approvisionnement alimentaire.* Rapport du Groupe d'étude sur les graisses trans présenté au ministre fédéral de la Santé du Canada en juin 2006.
5. Communiqué de presse de Santé Canada, 20 juin 2007.

aliments destinés aux cafétérias et aux restaurants ne sont toujours pas étiquetés. Parmi ces produits, 75 % des croissants, des beignes et des muffins contiennent plus de 5 % de gras trans, situation dénoncée par la Fondation des maladies du cœur du Canada en janvier 2010 :

> *Certaines entreprises alimentaires ont pris des mesures afin d'éliminer les gras trans artificiels, tandis que d'autres n'ont rien fait. Malheureusement, on retrouve encore trop de produits qui continuent de contenir des taux alarmants de ces gras trans, dont certains produits souvent consommés par les enfants, comme les gâteaux, les beignes et les brownies. Le secteur de la boulangerie, en particulier, continue d'offrir de 33 % à 75 % de produits contenant des taux inutilement élevés de gras trans.*

> *Le délai d'élimination volontaire de deux ans accordé par le gouvernement fédéral est maintenant échu. Les taux de gras trans sont toujours trop élevés, surtout dans les produits de boulangerie. Le verdict est tombé. Le Canada a un urgent besoin de réglementer les gras trans afin de protéger nos enfants et l'ensemble des Canadiens et des Canadiennes. Il est maintenant temps d'agir[6].*

Une pétition en ligne se tient sur le site de la Fondation des maladies du cœur : *«Aidez-nous à faire éliminer les gras trans[7].»*

## McFrappé et MacStatine

Deux médecins apportent des perspectives intéressantes, voire provocantes, sur l'impact de l'alimentation industrielle sur la santé.

La D[re] Melissa Walton-Shirley, médecin américain, sert de façon humoristique une sérieuse mise en garde sur son blogue[8] :

---

6. Texte sur le Web : www.fmcoeur.qc.ca/site/c.kpIQKVOxFoG/b.3669847/ k.38AE/201liminons_les_gras_trans.htm
7. Texte sur le Web : http://www.fmcoeur.qc.ca/site/apps/nlnet/content2.aspx?c=kpIQ KVOxFoG&b=4289839&ct=6080269
8. Heartfelt. *News and views from Dr Melissa Walton-Shirley.* Texte sur le Web : http:// blogs.theheart.org/melissa-walton-shirley-blog/2010/5/10/the-mcdonald-s-frappe-warn-your-patients-of-this-latest-example-of-food-industry-terrorism

*Le Frappé McDonald's: mettez vos patients en garde devant ce dernier cas de terrorisme alimentaire.* (Notre traduction.)

La chaîne McDonald's présente un nouveau café glacé que s'est empressée de goûter la docteure Walton-Shirley, friande de boissons glacées en temps caniculaire. Vérifiant la teneur alimentaire de cette boisson, elle constate: volume, 12 onces; calories, 450; gras, 20 grammes; gras saturés, 13 grammes; gras trans, 1 gramme; hydrate de carbone, 62 grammes. Pour un café…

Elle commente cette nouveauté «alimentaire» en disant qu'elle se doit d'avertir ses patients de cette nouvelle gaffe de l'industrie alimentaire qui, au lieu d'introduire un délice glacé, ajoute au menu une nouvelle bombe alimentaire.

Elle ajoute que sa principale irritation vient du fait que Jan Fields, présidente de McDonald's USA, détermine chaque jour l'alimentation de 47 millions de consommateurs sans s'efforcer de le faire sainement. En 2008 et en 2009, Jan Fields figurait dans la liste des 100 femmes les plus influentes sur le célèbre site Forbes.com, qui se définit comme le site des gens d'affaires du monde entier. La docteure Walton-Shirley se dit vexée qu'une femme ayant un si grand succès et une telle capacité d'influencer massivement l'apport alimentaire soit responsable d'un tel dommage au bien-être collectif.

Une autre innovation vient de Grande-Bretagne: les MacStatines! Les statines sont cette classe de médicaments inhibiteurs de l'HMG-CoA réductase, extrêmement efficaces pour abaisser le LDL-cholestérol (Mevacor, Zocor, Lipitor, Crestor, etc.). Une étude publiée dans *l'American Journal of Cardiology*[9] évalue très sérieusement les bénéfices potentiels qu'il y aurait à ajouter aux condiments du *fast-food* une statine pour compenser le tort métabolique causé par ce type d'alimentation. On calcule qu'un comprimé de statine suffirait à compenser le risque causé

---

9. Emily A. Ferenczi, Perviz Asaria, Alun D. Hughes *et al.* «Can a statin neutralize the cardiovascular risk of unhealthy dietary choices?». *American Journal of Cardiology,* 2010, 106: 587-592.

par un «quart de livre» au fromage avec un petit lait battu, source de 36 grammes de gras total et de 2,5 grammes de gras trans.

Nous sommes en plein surréalisme. Garnitures proposées : ketchup, moutarde, sel et fructose-glucose ; un Crestor avec ça ?

Les auteurs de l'étude justifient leur approche en mentionnant que les condiments nuisibles sont gratuits (sel, fructose-glucose, ketchup et mayonnaise industriels). Alors pourquoi pas un additif protecteur gratuit ? Le nouveau concept : *Statin-to-go*. Ils font le parallèle avec la conduite automobile, qui comporte des risques et qui implique d'attacher sa ceinture. Cette étude a inondé de commentaires de toutes sortes les blogues de sites médicaux. Elle répond pourtant à une réalité : la restauration-minute et l'alimentation industrielle sont omniprésentes et sources majeures de diabète, d'hypertension, de dyslipidémie et de maladies cardiovasculaires.

## Groenland et Nunavik

La chercheuse Émilie Counil, épidémiologiste de l'Université Laval, à Québec, et maintenant à l'Hôtel-Dieu de Paris, fait un constat très révélateur en comparant l'état de santé des Inuits du Nunavik et du Groenland. Elle a présenté ses travaux au Colloque international intitulé *Arctic Change 2008*[10,11], démontrant que la situation résulte directement des décisions prises dans les ministères des capitales occidentales concernant ces populations natives.

Au Groenland – région de juridiction danoise –, on interdit les gras trans depuis 2003. Au Nunavik, dans le Grand Nord canadien, la population présente un taux sanguin de gras trans trois fois plus élevé (figure 2). Émilie Counil a observé dans cette région 900 Inuits adultes masculins et a constaté chez eux une hausse de l'obésité, qui est passée de 19 % à 28 % de 1992 à 2004, des taux élevés d'insuline dans le sang,

10. É. Counil, P. Julien, E. Angiyou *et al. Trans-Polar Fat 2008: an update on atherogenic effects and regulatory issues in Nunavik.* December 9th, 2008. ArcticNet Student Day, Québec.
11. É. Counil, M.L. Chateau-Degat, A. Ferland *et al. Sugar-sweetened beverages and the metabolic syndrome in the Inuit of the Northern Quebec.* December 11th, 2008. Arctic Change Conference, Quebec.

ce qui reflète une résistance à l'insuline – prélude au diabète – et des syndromes métaboliques, le tout résultant en une hausse du risque d'accidents cardiovasculaires.

FIGURE 2

**Taux d'acide gras trans mesurés dans le sang des Inuits du Nunavik comparativement aux Inuits du Groenland**

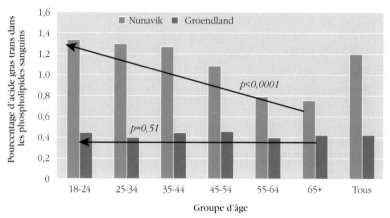

Note : La différence s'accroît chez les plus jeunes.

Source : É. Counil, P. Julien, E. Angiyou *et al.* Voir la note 10 à la page 58

Poussant plus loin son analyse, Émilie Counil fait le tour des nouvelles habitudes alimentaires du Nunavik. Elle constate que :

- les étagères des coopératives alimentaires du Grand Nord sont remplies de gras trans ;
- on y trouve par exemple du maïs soufflé «Pop Secret», de Betty Crocker, contenant 8 grammes de gras trans par sachet ;
- dans le village d'Akulivik, la coop offre des quantités impressionnantes de pâtisseries industrielles au gras trans dont raffolent les jeunes ;
- les jeunes Inuits consomment chaque jour jusqu'à 1,4 litre de sodas et de boissons sucrées, de type Gatorade, ce qui amplifie le syndrome métabolique.

Il est intéressant de faire une analogie entre ces peuples nordiques et nos Tsimanes du chapitre 2. Malgré eux, les Inuits nous permettent

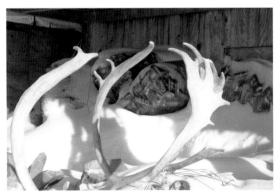

Dérive environnementale du Grand Nord.

É. Counil, M.L. Chateau-Degat, A. Ferland *et al.* Voir la note 10 à la page 58

Markusi Anauta, premier adjoint au maire d'Akulivik, et Émilie Counil ont discuté du projet de substitution des gras trans dans la cuisine de l'hôtel Coop du village.

*Au fil des événements*, Université Laval. www.aufil.ulaval. ca/articles/fin-des-gras-trans-nunavik-7512.html

de faire une expérience de santé publique : ils deviennent une population cobaye des décisions prises dans les lointains bureaux des ministères.

Heureusement, Émilie Counil ne s'est pas arrêtée là. Grâce à elle, et de concert avec la société Makivik, l'équipe de la Faculté de médecine de l'Université Laval a entrepris une étude de faisabilité pour voir s'il est possible de remplacer des aliments riches en gras trans par des produits équivalents qui en contiennent peu ou pas du tout. Ensuite, grâce à la collaboration des deux distributeurs alimentaires qui desservent tout le Nunavik, Valérie Blouin, étudiante chercheuse en nutrition humaine, a dressé une liste des produits offerts dans cette région en fonction de leur contenu en gras trans et de la possibilité de les remplacer par des produits équivalents, contenant des gras de meilleure qualité nutritionnelle[12].

---

12. Texte sur le Web : www.aufil.ulaval.ca/articles/fin-des-gras-trans-nunavik-7512.html

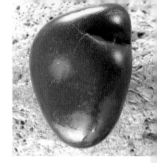

# CHAPITRE 7

# Du plomb dans l'aile

Le plomb est bienveillant pour le cardiologue. Son histoire est fascinante. Les armures de plomb sont les protecteurs de notre pratique quotidienne, nous mettant à l'abri des rayons X et des rayons gamma. Les chevaliers modernes de la lutte contre le mal – oncoradiologistes, radiologistes et cardiologues d'intervention – revêtent tabliers, lunettes et colliers plombés pour prévenir leucémies, cancers et cataractes liés aux radiations. Murs et fenêtres des salles de radiologie sont également plombés.

Tout comme le feu (chapitre 8), le plomb est incontournable dans l'histoire. C'est le premier «plastique» au sens propre, c'est-à-dire «façonnable». Ce métal est accessible, stable et durable; il est facile à travailler et possède mille usages. Il fait partie intégrante de l'histoire de l'humanité.

Datant de 40 000 ans, les premières tombes préhistoriques ont été ornementées de peintures dont l'un des pigments est le plomb. Il y a 6 000 ans, on façonnait les premiers bijoux avec du plomb, cette matière apte à prendre des formes illimitées et qui est plus durable que le bois ou l'os.

L'Empire romain est maître d'œuvre des premiers systèmes d'aqueduc avec apport constant en eau fraîche et développement des bains, et c'est le plomb qui servit de matériau idéal pour ces canalisations d'eau. Sous la Rome antique, on avait développé un vaste réseau de tuyaux de plomb, ce qui a donné lieu à un mot, *plomberie*, et à un métier, *plombier*. Depuis Jules César jusqu'au Moyen Âge, l'aristocratie s'est nourrie dans de la vaisselle en plomb.

Les flamboyants vitraux des cathédrales romanes et gothiques tiennent par de minces rubans de plomb, ce qui permet à ces trésors de verre de donner leur éclatante lumière, victoire de l'humanité et de la spiritualité. Ajouter du plomb au verre en fait le plus beau cristal. Le plomb entre dans la composition de nombreux pigments de peinture. On s'en sert parfois pour le maquillage, par exemple dans le khôl, ce fard sombre qu'on applique traditionnellement sur les yeux au Moyen-Orient et dans le sous-continent indien.

Avec Gutenberg et la typographie au plomb, la littérature explose et se démocratise. La chasse et la guerre consomment à la tonne les munitions de plomb. Le pêcheur munit sa ligne d'un plomb. Le crayon est fait d'une «mine de plomb». Dans l'ère industrielle, ce métal est partout : peinture et essence au plomb, batteries au plomb et plombages dentaires. Dans les laboratoires de cathétérisme cardiaque, de radiologie et de radiothérapie, le plomb protège les humains des radiations, puisque la forte masse atomique du plomb sert de mur pare-feu aux rayons X et gamma.

Cependant, il y a un *mais*, car malgré tous les services que peut rendre le plomb, ce métal s'est avéré très dangereux au cours de l'histoire.

Plusieurs anthropologues attribuent à cette substance le déclin de l'Empire romain. Le symbole alchimique du plomb étant Saturne, la mythologie romaine a personnifié l'intoxication au plomb et on l'a appelée le «saturnisme», maladie que plusieurs associent à la fin de cette puissante civilisation. L'aristocratie romaine vivait dans le plomb : canalisations d'eau, vaisselle, et même le vin dont on assurait la préservation en y ajoutant de l'acétate de plomb, ce qui lui donnait un goût légèrement sucré. Avec le résultat que les aristocrates romains, dans leur opulence et leur progrès, ont peu à peu développé encéphalopathies et démences, d'où la décadence et le déclin de l'Empire, selon l'analyse de plusieurs. Déjà sous Jules César, il était risqué de manipuler chimiquement la nourriture…

Voici comment la médecine moderne décrit les symptômes du saturnisme : troubles neurologiques avec réduction des capacités cognitives, hyperactivité avec difficulté de concentration, troubles de mémoire, fatigue, confusion, comportement erratique, léthargie, coma et mort.

On vient aussi d'établir le rôle du plomb dans le développement de certaines schizophrénies. Cela expliquerait peut-être la légende de Néron qui aurait chanté et joué de la lyre devant Rome en flammes...

Le plomb n'existe pas dans le corps humain : nous n'en trouvons aucune trace à l'état natif, contrairement à plusieurs autres métaux, dont le fer, le cuivre et le magnésium. Corollaire : le seuil toxique en plomb n'a pas de réelle norme et il n'a cessé de changer selon l'époque et l'endroit. Dans la France de 1976, on établissait le seuil toxique de plomb dans le sang à 400 µg par litre. Aujourd'hui, on le fixe à 50 µg/l. Pour l'Organisation mondiale de la santé et dans plusieurs pays, on a établi ce seuil à 100 µg/l, mais des auteurs estiment que des effets sur le cerveau apparaissent avant même ce taux et quelle que soit la dose.

## Barbie en Chine

Malgré la toxicité du plomb, reconnue depuis l'Antiquité, et malgré de strictes normes d'utilisation, l'aspect polyvalent et bon marché du plomb amène plusieurs résurgences d'intoxication. C'est ce qu'a constaté la compagnie de jouet Mattel, qui a dû faire des rappels massifs de certains de ses jouets. Un imprévu de la mondialisation.

*L'Express*, 5 septembre 2007 :

> *Mattel : nouveau rappel de jouets fabriqués en Chine*
>
> *Mattel a lancé mardi son troisième rappel de jouets fabriqués en Chine depuis le début du mois d'août 2007. Cela concerne cette fois essentiellement des accessoires de la célèbre poupée Barbie. Sept d'entre eux (chats et chiens miniatures, dînette...) présentent une teneur élevée en plomb provenant des colorants utilisés.*

*Trois jeux, commercialisés sous la marque Fisher-Price, font également l'objet d'un rappel. Il s'agit de deux trains de la ligne GeoTrax et d'un instrument à percussion. 844 000 pièces au total, livrées entre le 3 août 2006 et le 31 juillet 2007, sont rappelées. Mattel explique avoir pris cette mesure volontairement, après avoir mis en place des contrôles auprès de ses fournisseurs chinois.*

*Le groupe américain a déjà procédé à deux rappels de jouets au cours de l'été, chaque fois en raison d'une teneur en plomb élevée. Le premier, intervenu le 1ᵉʳ août, concernait notamment des figurines de la série Elmo et le second, 250 000 voitures du film d'animation* Cars.

L'histoire étant un éternel recommencement, les intoxications au plomb reviennent cycliquement. L'aristocratie romaine fut en proie à la démence du saturnisme ; au Moyen-Âge les moines allemands qui buvaient du vin additionné de «sucre de plomb» avaient des «coliques de plomb» et le saturnisme frappait les ouvriers du vitrail et les peintres ; lors des grandes guerres, cette maladie touchait les ouvriers en munition. Aujourd'hui, au Québec, on démine le lac Saint-Pierre, près de Trois-Rivières, parce qu'il est farci d'obus tirés par l'armée. En plus du risque d'explosion, le taux de plomb du lac atteint par endroits des doses alarmantes. À la chasse, on découvre que le gibier tué à la chevrotine peut être toxique, d'où le retrait des chairs à proximité des plombs. Dans l'urbanité, les peintures industrielles et l'essence au plomb sont devenues des sources majeures d'intoxication, ce qui oblige à les éliminer, à rythme variable selon les pays.

Une étude intéressante : les enfants nés de mères ayant un haut taux de plomb dans le sang développent deux fois plus de schizophrénie[1]. En 2004, Ezra Susser de l'Université Columbia de New York a suivi 12 094 enfants nés à Oakland de 1959 à 1966. Les échantillons de sérums sanguins collectés chez leurs mères quand elles étaient enceintes ont été congelés et conservés pour une analyse ultérieure. On a découvert que les enfants exposés *in utero* à des taux élevés de plomb présentaient deux fois plus de schizophrénie et de troubles apparentés.

---

1. Adam K. Rowden, Christopher P. Holstege, J. Stephen Huff *et al.* «Lead encephalopathy». Texte sur le Web : http://emedicine.medscape.com/article/1174752-overview

Le plus inattendu : le taux de criminalité serait directement corrélé au taux de plomb dans l'environnement[2]. En mai 2000, Rick Nevin concluait que l'exposition au plomb pouvait expliquer aux États-Unis et dans d'autres pays 65 % à 90 % de la variation des taux de la criminalité violente, avec des vagues d'augmentation qui suivent systématiquement l'augmentation de la plombémie moyenne. Avec l'éradication progressive du plomb de l'environnement, on a assisté à une baisse de la criminalité, attribuée à la diminution du saturnisme cérébral et des comportements violents qui en résultent.

Même si on reconnaît le saturnisme depuis l'Antiquité, ce n'est que récemment que l'on a compris ses effets cardiovasculaires. Nous verrons au chapitre 10 (*L'histoire des Six Cités*) que le plomb dans le sang hausse la pression artérielle et provoque des infarctus.

Ces constats ont incité les autorités à faire éliminer le plomb dans l'essence et la peinture. Pour le cardiologue d'intervention, le plomb est bienveillant et protecteur, car il forme une armure qui lui permet d'éviter cette leucémie qui a tué Marie Curie par manipulation du radium. Toutefois, il est évident que de graves problèmes de santé publique sont survenus par ingestion et inhalation du plomb présent au quotidien. D'où une régulation sévère et un défi technologique : remplacer le plomb par des matériaux sécuritaires.

L'enjeu est colossal. L'essence au plomb a contaminé l'atmosphère. Les taux de plomb mesurés dans des carottes glaciaires prélevées au Groenland montrent qu'ils se sont accrus de 200 fois depuis le début de l'ère industrielle. Une étude chinoise dans le glacier du Dasuopu[3] (plateau tibétain) démontre que de 1953 à 1996, il y a eu une hausse constante de 20 fois la concentration en plomb (graphique 1).

---

2. Rick Nevin. «How lead exposure relates to temporal changes in IQ, violent crime, and unwed pregnancy». *Environmental Research*, 2000, 83 (1) : 1-22.
3. Huo Wenmian, Yao Tandong et Li Yuefang. «Increasing atmospheric pollution revealed by Pb record of a 7 000-m ice core». *Chinese Science Bulletin,* 1999, 44 (14): 1309-1312.

### GRAPHIQUE 1
**Taux de plomb selon la profondeur
dans le glacier du Dasuopu, plateau tibétain**

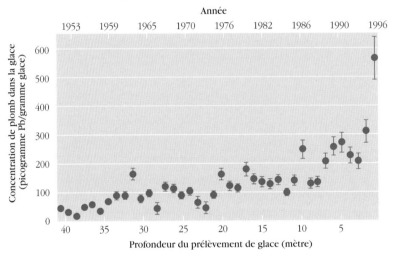

Source: Huo Wenmian, Yao Tandong et Li Yuefang. «Increasing atmospheric pollution revealed by Pb record of a 7 000-m ice core». *Chinese Science Bulletin*, 1999, 44 (14)

Cette digression sur l'histoire du plomb dans l'humanité est le préambule à une question environnementale qui concerne les maladies coronariennes. Les conquêtes de l'humanité font avancer science et culture, mais certaines découvertes, comme le plomb, ont des effets pervers qui sont parfois difficiles à déceler et encore plus difficiles à éradiquer.

Il en va de même pour le feu, découverte centrale parmi nos grandes conquêtes. Sa domestication a contribué à l'avènement de l'*Homo sapiens*, mais elle a aussi mené aux changements climatiques et à l'explosion des maladies coronariennes. Il suffit de penser à la combustion des matières fossiles et aux gaz à effet de serre…

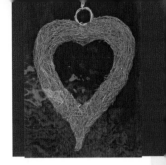

# CHAPITRE 8

# Jouer avec le feu

l y a 2500 ans, les penseurs grecs donnèrent le ton à la pensée occidentale moderne. Dans cet héritage de science où la trigonométrie côtoie la mythologie, le philosophe Empédocle d'Agrigente désigna le feu, l'eau, la terre et l'air (FETA) comme les quatre constituants essentiels de la vie terrestre et spirituelle. Concept séduisant et millénaire dont se sont emparés bien des sectes mystiques, des adeptes du nouvel âge, des groupes rock, des romanciers et des réalisateurs de films fantastiques. Depuis l'époque de ces Grecs, la science est allée au-delà du quatuor symbolique feu-eau-air-terre, démontrant que le véritable quatuor sous-jacent à la vie est plutôt constitué de CHON, carbone-hydrogène-oxygène-azote, éléments fondamentaux à toute structure vivante.

Aujourd'hui, Al Gore évoque par ses écrits et sa vision de l'environnement un Empédocle des temps modernes. Il redit l'importance fondamentale dans nos vies de l'eau, du feu, de l'air et de la terre. Il en évoque plusieurs expressions culturelles, dont celle, fort poétique, des Sikhs:

*La Terre nous apprend la patience et l'amour. L'Air nous apprend le mouvement et la liberté. Le Feu nous apprend l'ardeur et le courage, l'Eau nous apprend la pureté et la propreté. Et le Ciel nous apprend l'égalité et la tolérance.*

Après avoir exposé cette vision idéalisée, Gore apporte de mauvaises nouvelles ou, plutôt, *une vérité qui dérange*. Il montre les tendances inquiétantes de nos éléments vitaux et parle de la dégradation de l'air,

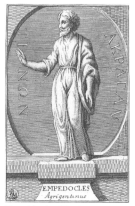

Empédocle d'Agrigente

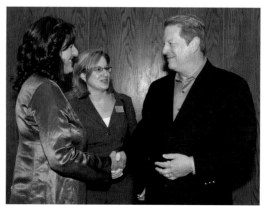

Al Gore
West Coast Green Press Room

de l'eau et de la terre, ce qui provoque des bouleversements climatiques. L'image la plus expressive de cette dégradation est la courbe de la teneur en $CO_2$ dans l'atmosphère, qui monte à une vitesse alarmante (figure 1). De toute évidence, il y a un déséquilibre. Pendant ce temps, certains proposent précisément de rechercher l'équilibre, comme c'est le cas du scientifique David Suzuki, auteur de l'ouvrage *L'équilibre sacré*.

## FIGURE 1

**Taux de $CO_2$ dans l'atmosphère de 1968 à 1991**

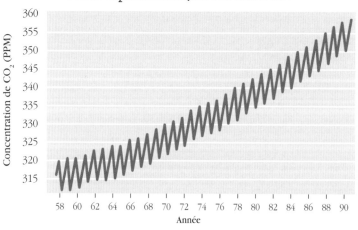

Source : Al Gore. *Urgence Planète Terre*, 2007

Ce graphique est fondamental dans la pensée d'Al Gore et du Groupe d'experts intergouvernemental sur l'évolution du climat (GIEC), ainsi que pour notre compréhension des cataclysmes planétaires qui se préparent. Cependant, Gore et le Groupe d'experts ne s'arrêtent pas là. Ils nous démontrent que ce $CO_2$ grimpe à toute allure, plus vite que jamais dans l'histoire connue et que la température planétaire moyenne monte en parallèle (figure 2).

Des chercheurs américains provenant de 13 agences scientifiques gouvernementales, de grandes universités et de prestigieux instituts de recherche – incluant le Lawrence Livermore National Laboratory – publièrent en 2009 l'étude intitulée *Global Climate Change Impacts in the United States*. On y relève le fait que la température de la Terre ne cesse d'augmenter, conformément aux modèles des météorologues et du GIEC. La température monte en raison des activités humaines et particulièrement à cause de l'émission massive de gaz à effet de serre. La tendance ne se calme pas, au contraire, elle s'accentue (figure 3).

Quelle est la toute première cause de cette situation? En posant cette question, on arrive au nœud de l'affaire, au passage de l'histoire de l'humanité qui permet d'expliquer cette hausse brutale de $CO_2$ et son changement climatique inhérent.

C'est la découverte du feu.

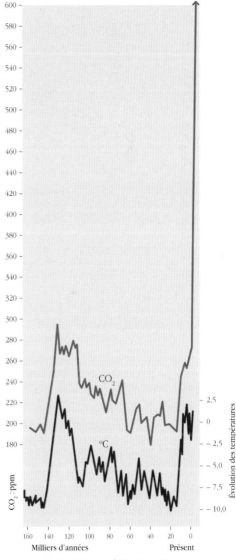

FIGURE 2

**Évolution de la température au cours des 160 000 dernières années**

Source: Al Gore, *Urgence Planète Terre*, 2007

FIGURE 3

**Contribution des activités humaines à la hausse de température globale**

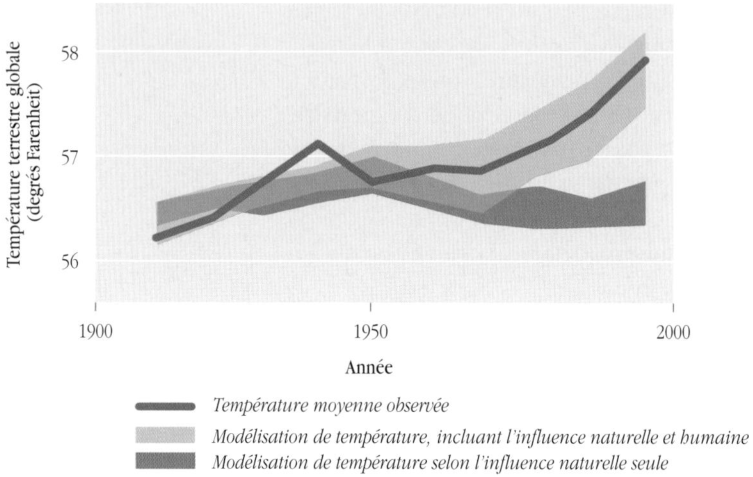

Température moyenne observée

Modélisation de température, incluant l'influence naturelle et humaine

Modélisation de température selon l'influence naturelle seule

Source : Benjamin Santer. U.S. Climate Global Change Program. *Global Climate Change Impact in the United States*. 2009, p. 20

L'usage du feu est l'élément central derrière la tragédie des gaz à effet de serre. Avant que les hominidés en fassent la conquête, il y aurait 400 000 ans, le feu «naturel» était plutôt accidentel et rare. On le retrouvait sur des brindilles inflammables lors de sécheresses ou de chaleurs extrêmes, quand la foudre causait un incendie de forêt ou qu'un volcan mettait le feu au voisinage. Ces événements minéralisaient brutalement la vie tout autour. Dans l'immédiat, il s'agissait de catastrophes. Toutefois, les biologistes nous démontrent qu'à long terme, les incendies et les volcans se sont avérés de formidables sources de rajeunissement et de relance de la vie. Il n'y a qu'à plonger dans les somptueux coraux des Grenadines ou à arpenter la généreuse flore de la Soufrière en Guadeloupe pour découvrir la beauté et la diversité générée par les éruptions volcaniques. Au cours des derniers millions d'années, ces «désastres» ont été plutôt sporadiques et circonscrits. Le cycle de la Terre a maintenu pendant longtemps et sans effort un équilibre entre oxygène et gaz carbonique, les quantités de ce gaz ayant beaucoup diminué à l'apparition de la végétation.

En effet, le gaz carbonique ou dioxyde de carbone ($CO_2$), présent en abondance lors de la formation de la Terre, fut peu à peu retiré du ciel par la végétation, l'utilisant pour croître et saturer l'atmosphère d'oxygène. Cependant, le jour où l'humain conquit le feu, ce gaz recommença à s'accumuler dans l'atmosphère. Plus on brûle, plus le $CO_2$ augmente. C'est le dénominateur commun aux changements climatiques et au déséquilibre du pH de nos océans, qui s'acidifient en captant du $CO_2$, ce qui nuit à la formation des coraux et à l'ensemble de la vie marine.

Si l'on y songe, parmi les quatre éléments d'Empédocle, le feu est un intru. Le feu est la source du déséquilibre des trois autres éléments. L'air (N, $O_2$ et $CO_2$), l'eau ($H_2O$) et la terre (C, H, O, N et oligoéléments) sont les bases d'où naissent les amalgames créant la vie. Le feu n'en fait pas partie. Il n'est pas un constituant de la vie, mais bien une force extérieure avec laquelle la vie compose, tout comme elle le fait avec la gravité ou la foudre.

Tirant parti d'un feu spontané, puis par essai et erreur, et enfin calcul et thermodynamique, l'intelligence de l'homme a su dompter le feu pour éclairer, réchauffer, motoriser, transformer. La maîtrise du feu fut le meilleur allié contre le froid, l'obscurité, la faim, le prédateur et l'ennemi.

Le feu fascine encore et toujours. Souper à la chandelle, feu de camp, feu de foyer, feu de joie, feu de la St-Jean, feu d'artifice, feu d'artillerie, fusées, éruption volcanique, explosion nucléaire. La maîtrise du feu distingue l'homme de l'animal, comme l'humour, l'amour et la compassion.

La domestication du feu fut un événement majeur pour l'humanité. Le film *La guerre du feu,* réalisé en 1981 par Jean-Jacques Annaud, nous a permis de vivre à l'écran l'aventure de nos lointains ancêtres qui ont transfiguré la condition humaine en apprivoisant le feu. En 2007, le Musée de paléontologie humaine de Terra Amata à Nice tint une exposition sur cette conquête. Voici entre autres ce qu'on y relatait :

*La maîtrise du feu constitue la plus remarquable des acquisitions qui jalonnent la très longue évolution de l'humanité. Longtemps après avoir taillé dans la pierre les premiers outils, les hommes ont définitivement quitté le stade animal en domestiquant une énergie naturelle et redoutable, le feu. Outre ses implications sur les techniques et sur le mode alimentaire, on peut estimer que la maîtrise du feu a eu pour l'homme de la Préhistoire des conséquences radicales sur son évolution psychique.*

En domestiquant le feu, l'homme des cavernes améliora extraordinairement son sort immédiat et sa survie, et cela transforma même en profondeur la race humaine. Les descendants pouvaient désormais dompter une formidable quantité d'énergie et l'utiliser pour satisfaire leurs aspirations. Ultimement, des millénaires plus tard, plus précisément en juillet 1969, c'est grâce à un feu brûlant l'oxygène et l'hydrogène de la fusée *Saturn 5* que Neil Armstrong put faire sur la Lune le petit pas pour l'Homme qui allait devenir un grand pas pour l'Humanité.

Le feu a longtemps été considéré comme un élément divin, et il eut sa place dans tous les cultes et sur presque tous les autels. Un feu sacré brûlait en permanence dans les temples grecs. Les Romains adoptèrent le culte du feu, qu'ils confièrent aux soins de jeunes vierges qu'on appelait des Vestales. Dans pratiquement toutes les religions actuelles, les rites se ponctuent et sont sacralisés en allumant une flamme. La flamme olympique tisse un lien millénaire entre l'Antiquité et l'ère moderne.

Chez les Grecs, l'histoire du feu culmine avec Prométhée qui dérobe le feu de l'Olympe pour l'offrir aux Humains, rendant ainsi Zeus furieux. Celui-ci inflige alors un supplice terrible au voleur : enchaîné au sommet du mont Caucase, un aigle vient chaque jour lui dévorer le foie, qui repousse indéfiniment[1].

---

1. Clin d'œil médical : la légende de Prométhée laisse supposer que les Grecs avaient pressenti que le foie est l'un des rares organes humains à se régénérer spontanément en cas de lésion. Authentique et étonnante prémonition. Cette particularité du foie, unique dans l'ensemble des organes humains, permet la greffe hépatique d'un donneur vivant, le foie repoussant après qu'on en ait prélevé une partie pour la greffe. Tout comme un frère peut donner un rein à sa sœur, il pourrait lui donner une partie de son foie, qui se régénérerait ensuite. Les cellules souches ouvrent cette possibilité aux autres organes, dont le cœur.

Cette allégorie n'en finit plus de nourrir des réflexions sur la condition humaine. En effet, les mythologies antiques racontent des histoires en puisant dans nos peurs et nos espoirs les visions et les prémonitions de notre inconscient collectif. Devant le péril écologique, le mythe de Prométhée resurgit, doublé de la boîte de Pandore d'où sont sortis les maux de l'humanité…

L'usage du feu est le point commun de l'augmentation des gaz à effets de serre et des changements climatiques. Un mot d'ordre simple serait de remplacer la flamme par d'autres énergies.

Cesser de brûler.

## La guerre du feu

En découvrant la manière de maîtriser le feu, notre préhistorique papi a assuré la survie et le développement de ses descendants. De nos jours, ce découvreur aurait certainement remporté un prix Nobel de physique, de chimie, de médecine et de paix, tant cette découverte fut cruciale pour l'essor de l'humanité. Il ne pouvait se douter que la combustion nécessaire pour faciliter sa frugale survie arriverait un jour à se multiplier par six et bientôt neuf milliards de descendants brûlant essence, kérosène, huile, mazout, bois et charbon pour se chauffer, s'éclairer, travailler, se mouvoir et s'amuser. Nos brûlis individuels ont un effet collectif plus intense que la plus grande éruption ou le plus grand incendie de forêt de toute notre histoire et ils ont la puissance d'une météorite frappant la planète. Il est difficile de percevoir cette «collision» à notre échelle temporelle et pourtant, elle est terriblement brutale et dangereuse pour notre Planète Terre et son horloge biologique.

L'humoriste Yvon Deschamps avait raison de dire : «La fin du monde ne fera pas BANG!, mais plutôt CROUCH!, un petit "crouch" qui a déjà débuté et qui ne s'arrête pas.»

Il est vrai que le feu n'a cessé de croître depuis que l'humain s'en sert. Sa fumée menace aujourd'hui tout l'habitat. Depuis l'apparition de la vie et la stabilisation de l'atmosphère, seuls de grands désastres, comme une éruption volcanique monstrueuse ou l'impact d'une météorite ont provoqué une croissance aussi fulgurante de $CO_2$. De fait, notre passé relève de tels événements qui sont à l'origine des cinq grandes extinctions de l'histoire de la Terre. La plus récente extinction massive est survenue il y a 65 millions d'années, lors d'un bouleversement qui a entraîné la disparition des dinosaures, événement regrettable mais finalement souhaitable d'un point de vue égoïstement humain. Force est d'admettre que la disparition de ces bêtes nous arrange, car nous aurions eu de sérieux problèmes à préserver la biodiversité!

Les paléontologues expliquent l'extinction des dinosaures par l'écrasement d'un énorme astéroïde au Mexique, dans la péninsule du Yucatan, ce qui aurait entraîné feux planétaires, dévastation atmosphérique par relâche brutale de $CO_2$ et extinction massive du vivant. En s'écrasant, cet astéroïde – d'un diamètre de 10 kilomètres – aurait relâché une énergie équivalant à 100 millions de mégatonnes de dynamite, déflagration deux millions de fois plus importante que ce que l'on obtiendrait de la plus puissante des bombes nucléaires. De cette formidable explosion a résulté le cratère du Yucatan, dont l'anneau interne mesure 160 kilomètres de diamètre et l'anneau externe, 300 kilomètres, une moitié étant située sur terre et l'autre dans le golfe.

Cette cinquième extinction a éliminé 45% des espèces marines vivant en surface, 20% des espèces vivant en profondeur, 15% des espèces vivant en eau douce et 20% des espèces terrestres.

Aujourd'hui, la hausse vertigineuse du $CO_2$ dépasse tout ce que nous avons connu dans l'histoire humaine et cela risque de nous conduire à la sixième extinction[2]. La cause majeure de cette catastrophe annoncée est précisément le don de Prométhée, le quatrième élément: le feu.

L'action de brûler est au cœur des préoccupations environnementales. Et nous n'avons pas encore trouvé de solutions de rechange. Au XIXe siècle, en brûlant de l'huile de baleine pour nous éclairer et nous chauffer, nous

---

2. Niles Eldredge. *The Sixth Extinction*. Texte sur le Web: www.actionbioscience.org/newfrontiers/eldredge2.html

avons failli entraîner la disparition de ce mammifère. Heureusement pour eux, nous n'utilisons plus cette huile. Toutefois, la solution de rechange, le pétrole, connaît le même sort : nous avons déjà brûlé la moitié du pétrole de la planète et il n'en reste plus que pour environ cinquante ans. En outre, les perturbations climatiques secondaires sont pires que les pires prévisions des années quatre-vingt-dix. Ces changements climatiques appellent une plus grande consommation d'énergie, cercle vicieux du carbone brûlé. Plus nous émettons de $CO_2$, plus le climat change, plus on chauffe et plus on climatise, et plus les centrales au charbon et au gaz tournent, d'où... plus d'émission de $CO_2$.

*Les hommes ont découvert l'existence des nappes de pétrole ; ils ont creusé, ouvert les vannes, le pétrole a coulé, ils l'ont brûlé. Parfois pour se chauffer ou transporter leurs marchandises, souvent aussi pour s'offrir de stupides jeux du cirque où, comme des moutons atteints du "tournis", ils tournent en rond pendant des heures, le plus vite possible... Dans moins d'un siècle, tout le pétrole aura disparu. Il est temps de comprendre qu'il ne nous appartient pas. Il est la propriété des hommes à venir.*

Albert Jacquard[3]

L'espèce humaine a tellement modifié son environnement qu'aujourd'hui, cela atteint gravement la biodiversité des espèces, terrestres et marines et, à terme, sa propre survie. Un mammifère sur quatre, un oiseau sur huit, un tiers de tous les amphibiens et 70 % de toutes les plantes sont en péril, constate l'Union internationale pour la conservation de la nature (UICN) lorsqu'elle évoque la sixième extinction.

Est-il encore possible de freiner ce déclin des espèces, qui risque de s'amplifier quand notre planète comptera 9,5 milliards d'humains, en 2050 ? Les biologistes américains Paul Ehrlich et Robert Pringle, de l'Université Stanford en Californie, pensent que oui, mais à la condition de prendre plusieurs mesures radicales sur le plan mondial. Ils ont présenté

---

3. Albert Jacquard, *La légende de la vie*, Paris : Flammarion, 1992.

ces mesures en août 2008 dans la revue *PNAS, Proceedings of the National Academy of Sciences* (les comptes-rendus de l'Académie nationale des sciences), qui consacrait alors un dossier spécial à la sixième extinction[4].

En préambule, les deux chercheurs n'hésitent pas à déclarer que «l'avenir de la biodiversité dans les dix prochains millions d'années sera certainement déterminé dans les cinquante ou cent ans à venir par l'activité d'une seule espèce, *Homo sapiens*, vieille de seulement 200 000 ans». Si l'on considère que les mammifères – espèce dont nous faisons partie – durent en moyenne un million d'années, cela place *Homo sapiens* au milieu de l'adolescence. «Or, ajoutent sévèrement les deux chercheurs, cet ado mal dégrossi, narcissique et présupposant sa propre immortalité a maltraité l'écosystème qui l'a créé et le maintient en vie, sans souci des conséquences.»

## Le feu sacré de la médecine

Dans l'histoire de la médecine, le feu est central. Faire bouillir l'eau l'assainit et nous permet de transformer des aliments sous de multiples formes. La cuisson facilite la préservation de la viande et en élimine les parasitoses et les intoxications alimentaires. On purifie les léproseries en y traînant des ballots enflammés. On brûle des villages décimés par les épidémies. On incinère les corps de pestiférés pour purifier leur entourage. On cautérise les plaies au fer rougi par le feu. Hier, on inhalait des vaporisations chauffées à la flamme et c'est avec le feu qu'on stérilisait les instruments chirurgicaux et scientifiques.

Pourtant, le feu a disparu aujourd'hui de la médecine moderne, remplacé par d'autres technologies plus efficaces pour décontaminer, désinfecter, stériliser, purifier, soigner. Dernier vestige de cette ère de feu: le bec Bunsen, ce brûleur à gaz dont la flamme stérilise encore les curettes dans les laboratoires de microbiologie. Cependant, ce reliquat est en sursis dans la pratique hospitalière. Il est remplacé par des stérilisateurs à filament électrique et on éteindra bientôt la dernière flamme à exister

---

4. «In the light of evolution II: Biodiversity and extinction». *PNAS,* 2008, 105 (Supplement 1), 11453-11457.

dans les hôpitaux. Ne persistera alors que la flamme de l'incinérateur, nécessité sanitaire. À ce chapitre, nous n'avons pas encore trouvé de solution de rechange qui soit conforme aux obligations d'un hôpital, mais des recherches sont prometteuses.

Au Québec, on organise sous le nom de Défi-Climat une campagne de mobilisation qui encourage le public à réduire les gaz à effet de serre en modifiant leurs habitudes de vie et de déplacement. Les hôpitaux ont déjà spontanément adopté leur «Défi-Climat» en éliminant le feu à l'intérieur de leurs murs pour contribuer à diminuer les gaz à effet de serre. Le feu ne fait donc plus partie de l'arsenal des médecins par un effet de l'évolution et c'est plus précisément par l'évolution technologique que la pratique médicale a éliminé toute flamme de combustible fossile, naguère essentielle. Ne peut-on penser que d'autres secteurs d'activités pourraient l'imiter, voire tirer plus d'efficacité et de rentabilité en se passant de la flamme?

## Éteindre les feux

Y a-t-il une logique à éliminer les feux de la planète? Avec une modélisation simple, selon laquelle le feu de Prométhée serait la source de nos maux, on pourrait croire qu'il suffit d'éradiquer le feu pour ramener notre planète à son équilibre entre oxygène et gaz carbonique, $O_2$-$CO_2$, ce dénominateur commun de toutes les dérives environnementales. Il faudrait un embargo sur la flamme. On sait déjà qu'«éteindre des feux» signifie calmer une crise. L'allégorie est aujourd'hui planétaire. Moins il y aura de feux, moins il y aura de gaz à effet de serre et de changements climatiques.

Où restreindre les feux?

L'étincelle du moteur à explosion motorise un milliard de véhicules et ce sera bientôt deux milliards, au rythme où la Chine et l'Inde se motorisent. La flamme des fournaises à huile chauffe nos foyers. Les feux des centrales au charbon produisent la moitié de l'électricité de l'Amérique du Nord et ils ont été la première source d'énergie de l'Union soviétique. Rendons-nous une étape plus loin : sur le plan symbolique, le feu concerne le tabagisme et autres crack, cannabis et opium. La flamme qui allume la cigarette n'est pas à la base de la vie, elle a été ajoutée culturellement. En fait, toute inhalation émanant de la combustion est toxique, que ce soit la fumée du tabac, du crack, des usines au charbon ou du moteur à explosion.

Dans le débat qui concerne l'environnement, on pointe beaucoup du doigt la voiture. Pourtant, le responsable des mégatonnes de $CO_2$ et de polluants n'est pas tant la voiture que le moteur à explosion. On pourrait instantanément atteindre les objectifs du protocole de Kyoto si tous les véhicules devenaient hybrides ou électriques. Une voiture hybride moyenne, dont 30% de la motorisation est assumée par des piles, voit son émission annuelle de $CO_2$ passer de 5 tonnes à 3,5. Opter pour la version hybride est un moyen individuel simple de contribuer vigoureusement à la baisse des gaz à effet de serre et des polluants toxiques. Sans compter l'élimination du bruit, continuellement décrié comme source de stress urbain.

Toutefois, le surcoût des modèles hybrides rebute encore nombre d'acheteurs. Il est plus que probable que cette différence s'abolira avec le temps, au fur et à mesure que le volume ira en augmentant. Toyota a maintenant vendu près de trois millions d'hybrides. Malheureusement, les mesures incitatives varient beaucoup d'un pays à l'autre. Alors que l'Amérique traîne la patte, l'Europe encourage les modèles faiblement polluants par des mesures fiscales, des rabais dans les parcs de stationnement et dans les centres-villes. La technologie progressant, on pourrait bientôt voir les voitures hybrides aboutir à un ratio électricité-essence de 95% à 5%, le moteur à essence devenant une simple génératrice, avec une consommation de un litre aux 1 000 kilomètres, et assurant une autonomie que les voitures entièrement électriques ne peuvent atteindre aujourd'hui. Quant à la puissance, les moteurs électriques ont toujours eu un meilleur couple que les moteurs à explosion.

En course automobile, les écuries de Formule 1 disent se faire un devoir d'utiliser de l'essence normale pour que ses retombées technologiques profitent à l'automobiliste de la rue. On pourrait imaginer un Grand Prix de Formule hybride, voire électrique, pour en assurer le développement et la promotion. Ce serait une bonne façon de changer de siècle.

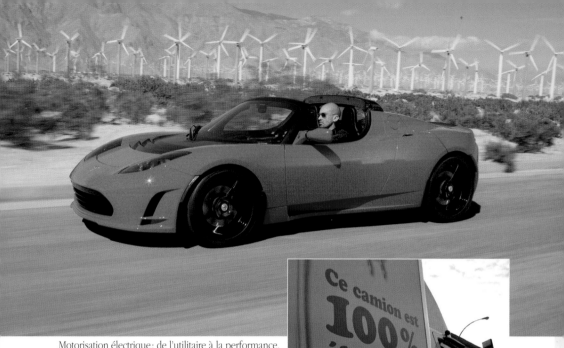

Motorisation électrique : de l'utilitaire à la performance.
Gracieuseté de Tesla Motors

Par ailleurs, une restructuration «cardio-active» des cités, comme il sera vu au chapitre 13, change tout à fait la relation de l'homme avec la voiture. Une voiture est pratiquement inutile, voire encombrante, à Genève, Stockholm ou Paris, et les déplacements alternatifs y sont agréables et efficaces.

Revenons à nos paléontologues de la guerre du feu. Que disent-ils de la relation entre l'*Homo sapiens* du XXI$^e$ siècle et le feu, ce cadeau dérobé aux dieux?

*L'homme a développé, au moins depuis le Paléolithique supérieur, des stratégies pour produire le feu. De nos jours, la fabrication industrielle des briquets et des allumettes a rendu cette opération banale. Cependant, ces techniques et les objets que nous utilisons sont l'aboutissement d'une longue histoire aujourd'hui oubliée, faite de tâtonnements, d'expériences, d'observations et de découvertes.*

Musée de paléontologie humaine de Terra Amata, 2007

Si l'on veut ramener l'équilibre sur la Terre et des conditions favorables à la vie, la piste la plus simple consisterait à éteindre progressivement (et rapidement) les flammes allumées par l'humain depuis la découverte du feu. À rebours du développement industriel du siècle dernier, il faudrait restreindre progressivement l'usage de la combustion fossile sur la planète en priorisant vigoureusement les énergies se passant de la flamme. Le mot d'ordre : «énergie aflammable». Décarboniser l'énergie.

Comparativement aux milliards d'années qu'il reste de vie à notre astre solaire, maître d'œuvre de l'échange $O_2$-$CO_2$ du vivant, il n'y a désormais de pétrole que pour les 50 prochaines années et du charbon pour 200 ou 300 ans[5,6,7]. Le pétrole et autres combustibles fossiles proviennent des végétaux qui ont mis quatre milliards d'années à se faire décomposer par la Terre. On anticipe de notre vivant une incompatibilité de l'offre du règne végétal, qui ne se décompose pas assez vite pour satisfaire la demande de nos machines. En opposition au végétal fossile, le végétal vivant constitue une inépuisable source d'énergie et de ressources. Le végétal vivant capte le $CO_2$ et émet du $O_2$, exactement à l'opposé de l'utilisation du végétal fossile qui consume l'$O_2$ pour émettre du $CO_2$.

Où tirer l'énergie nécessaire ? Aujourd'hui, un Empédocle d'Agrigente redéfinirait peut-être l'énergie ainsi :

- L'Eau est Hydro ;

- La Terre est Géothermie ;

- Le Vent est Éolien ;

- Le Feu est Solaire.

On prévoit encore cinq milliards d'années de vie utile pour notre Soleil, contre 50 ans de réserve en pétrole ; c'est pourquoi les sources d'énergie «aflammable» présentent des avantages. Dans tous les cas, la cardiologie s'y

5. *Situation mondiale de l'énergie.* Fiche 2.1 Révision du : 20.02.07 Source : AFH2 – LD.

6. Energy Information Administration, Department of Energy, 2006.

7. *World Energy Resources Program*, United States Geological Survey, 2005.

sent impliquée, autant en prévention de facteurs de risque qu'en mortalité cardiovasculaire directe.

D'abord, à court terme, l'utilisation de sources d'énergie diminuera d'autant la pollution et le smog, qui sont attribuables aux flammes industrielles, et atténuera leurs mauvais effets sur la santé cardiovasculaire.

Ensuite, à moyen terme, et même si certains pensent qu'il s'agit d'une utopie, nous devons ralentir le déclin de la biodiversité et aller jusqu'à renverser la vapeur, car il s'agit entre autres de protéger les myriades de protéines médicinales que recèle la nature. Certains chercheurs estiment qu'il nous reste encore à explorer la plupart des protéines à potentiel thérapeutique. Nous ne devrions donc pas tuer la poule aux œufs d'or ; elle présente autant d'intérêt pour le médecin que pour son patient.

Enfin, à long terme, nous devons éviter à tout prix l'Armageddon que représente la sixième extinction, car elle éliminerait de la surface de la Terre tous les grands arbres et tous les mammifères de plus de trois kilos. L'humain risquerait fort d'en faire partie.

Que signifient ici à court, à moyen et à long terme ?

À court terme, la première étape consiste à diminuer la pollution, et pour cela il y a urgence. *Court terme* signifie donc *immédiatement*, car la pollution des centres-villes tue déjà. Spécifiquement, à cause de la pollution, on compte chaque année 1 500 morts à Montréal, 20 000 au Canada et 2 millions en Chine. Ces chiffres sont conservateurs, car ils ne tiennent compte que de la toxicité aiguë d'épisode de smog et non de son action chronique pendant des années sur le système cardiovasculaire. En août 2003, lors de la canicule et de son smog meurtrier en Europe, il y eut 70 000 décès qui ont servi de coup de semonce. De plus en plus, de tels épisodes de smog et de canicule auront des conséquences graves sur les réseaux de santé.

Le moyen terme ? Selon le Groupe intergouvernemental d'experts sur l'évolution du climat (GIEC), la pollution atmosphérique s'accroît sans cesse et les épisodes de smog vont en augmentant, d'où une hausse des mortalités cardiovasculaires. Les facteurs de risque que représente la pollution de l'air rejoignent ainsi le club des facteurs «non contrôlés», comme la sédentarité et l'obésité. *Moyen terme* signifie donc *quelques années ou décennies tout au plus.* Rappelons que le rôle du GIEC consiste à évaluer l'information scientifique, technique et socio-économique qui concerne les changements climatiques risquant d'être provoqués par l'Homme.

Enfin, le *long terme* renvoie à l'échéance prédite pour la sixième extinction, qui ferait disparaître 90% des espèces végétales et animales autour de 2100, donc dans *moins de cent ans.* Selon Edward O. Wilson, biologiste et auteur de *La diversité de la vie,* qui lui a valu un prix Pulitzer, l'apparition de l'humain a entraîné la disparition de 10 à 20% des autres espèces. Chaque année, on voit encore disparaître de 30 000 à 50 000 espèces. Si nous n'avons jamais croisé les dinosaures, victimes de la cinquième extinction, nous connaissons les victimes potentielles de la sixième, car ce sont nos enfants et nos petits-enfants.

Parallèle intéressant: la promotion de la santé passe par des environnements sans fumée, par la lutte contre le tabagisme, avec de nombreux succès mesurables en réduction des admissions pour infarctus. De fait, au fil de l'histoire, le feu est sorti des demeures. Il y avait un feu central dans les igloos, les tipis, les yourtes, les maisons longues. Intoxication oblige, on a chassé les fumées vers l'extérieur par les cheminées. Le problème s'est donc déplacé. En 1952, le *Great London Smog* entraînait 12 000 morts au centre-ville, cette résidence des Londoniens (chapitre 9: *Cœur brûlant*). En 1956, le *Clean Air Act* chassait des cités tous les feux au charbon. Aujourd'hui, nous découvrons qu'il y a une saturation de polluants dans le fin liséré qui couvre notre planète et que nous appelons l'atmosphère. David Suzuki la représente comme suit: «Si on réduisait la Terre à la taille d'un ballon de basket-ball, la partie de l'atmosphère où se produisent les phénomènes météorologiques et où vivent tous les organismes serait plus mince que le papier le plus fin. Elle représente moins d'un millionième de la masse de la Terre.»

En contemplant l'atmosphère à partir d'un hublot de la Station spatiale internationale (SSI), l'astronaute Julie Payette s'émerveillait et s'inquiétait de la fragile minceur de la pellicule aérienne qui constitue notre habitat. Lors de ce voyage, en mai 1999, elle découvrit avec l'équipage de la Station le syndrome de la tour à bureaux importé dans l'espace. Voici ce que raconte Edward O'Connor dans un livre portant sur l'astronaute québécoise et intitulé *Du rêve à la réalité* :

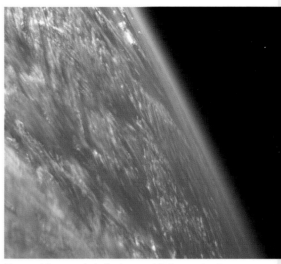

L'atmosphère vue de la Station spatiale internationale.
NASA

> *L'équipage de Discovery se trouve devant au moins un danger imprévu. Il y a trop de dioxyde de carbone dans l'approvisionnement en air de la Station spatiale internationale. À cause de cela, l'équipage souffre d'irritation aux yeux, de maux de tête et de nausées. Les astronautes doivent retourner à la navette pour se reposer quelques heures. Ils reprennent ensuite leur travail à la Station.*

Il faut se rappeler que, s'il se trouvait sur Terre un pareil cas de trop grande concentration de $CO_2$, il n'y aurait aucun canot de sauvetage où aller souffler, le temps que ces gaz carboniques s'abaissent dans le vaisseau mère.

Si les experts de l'Académie américaine des sciences avaient raison et que les humains disparaissaient de la surface de la Terre après l'an 2200, il serait à souhaiter que la nature sélectionne par la suite une espèce mieux intégrée que nous le sommes, une espèce qui saurait satisfaire ses aspirations et atteindre une qualité de vie en symbiose avec l'environnement qui a permis son avènement. Les dinosaures ont été les grands éliminés de la cinquième extinction. Pourtant, ils ne furent ni la cause du cataclysme ni même conscients de leur disparition. Un élément majeur de l'évolution de l'humain aura été la conquête du feu, cette puissance qui fut indispensable à sa survie et qui, paradoxalement, risque d'être l'instrument de son glissement vers la sixième extinction. L'image de Prométhée revient…

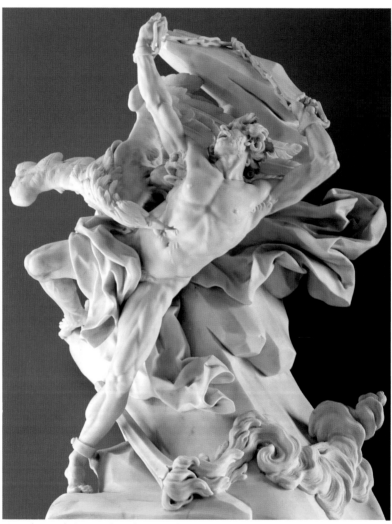

Prométhée enchaîné, Nicolas-Sébastien Adam, Musée du Louvre.
www.louvre.fr

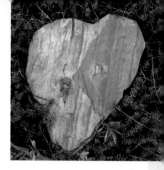

# CHAPITRE 9

# Cœur brûlant

## Dérive des continents ou dérive des environnements ?

Qu'ont en commun le cœur et le moteur à explosion ? Quatre valves et un échappement. Les valves sont semblables, mais l'échappement est tout autre (ventriculaire pour le cœur, essence brûlée pour le moteur). En fait, l'échappement de l'un tue l'autre.

Dans le temps et l'espace, les constats sur la maladie coronarienne sont intrigants. Retour au premier chapitre.

Que réalise-t-on ? Au début du XX$^e$ siècle, l'Amérique du Nord subissait une explosion de maladies cardiovasculaires, qui sont alors passées du simple au triple, ce qui a obligé à investir des millions de dollars dans des études, dont l'Étude Framingham réalisée au Massachusetts, suivie de l'Étude Interheart[1] réalisée dans 52 pays. Depuis, le taux de mortalité cardiaque s'est progressivement abaissé. Au Canada, entre 1950 et 2000, il est passé – selon Statistique Canada – de 720 à 280 par 100 000 habitants. Les éditoriaux scientifiques ont attribué cette baisse pour moitié à l'amélioration des traitements (cardiologues pas peu fiers) et pour moitié à une meilleure gestion des facteurs de risque (médecine préventive qui n'est pas en reste). En témoigne cet intéressant éditorial paru en 2002

---

1. Salim Yusuf, Steven Hawken, Stephanie Ôunpuu *et al.* «Effect of potentially modifiable risk factors associated with myocardial infarction in 52 countries (the InterHeart Study): case-control study». *Lancet,* 2004, 364 : 937-952.

dans le *Lancet*, signé d'une sommité du domaine des facteurs de risque coronariens, le docteur Salim Yusuf, de l'Université McMaster à Hamilton, en Ontario, et chercheur principal de l'Étude Interheart[2].

> *Au milieu des années cinquante, on croyait ne pas pouvoir prévenir les infarctus et les AVC. Cette croyance a persisté jusqu'aux années quatre-vingt. Au cours des deux dernières décennies, des études fiables ont démontré que l'on pouvait réduire les risques d'événements vasculaires – de manière modérée, mais tout de même marquée – grâce à l'arrêt du tabac, aux bêtabloqueurs, aux antiplaquettaires, aux inhibiteurs de l'enzyme de conversion de l'angiotensine et aux hypolipémiants.* (Notre traduction.)

Solide victoire clinique et épidémiologique : l'espérance de vie aux États-Unis s'est accrue de cinq ans et demi au cours des trente dernières années. Les gains sur la mortalité cardiovasculaire ont contribué aux deux tiers de cet allongement de l'espérance de vie des Américains (cardiologues ne se tenant plus de joie) : consécration de la justesse des hypothèses émises dans l'étude Framingham, justifiant largement les millions investis par la Santé publique américaine. Cette victoire a été saluée le 6 juin 2002 par le docteur Claude Lenfant, directeur du National Heart, Lung and Blood Institute, dans son discours au House Committee on Energy and Commerce Subcommittee on Health.

> *Le taux de décès par AVC a chuté, en grande partie grâce aux améliorations dans la détection et le traitement de l'hypertension. L'Américain moyen peut s'attendre à vivre cinq ans et demi de plus aujourd'hui qu'il y a 30 ans et on peut attribuer presque quatre années de ce gain d'espérance de vie à nos progrès en santé cardiovasculaire.* (Notre traduction.)

---

2. S. Yusuf. «Two decades of progress in preventing vascular disease». *Lancet*, 2002, 360 (9326) : 2-3.

Il est intéressant de constater que ce discours fut prononcé au House Commitee on Energy. Il serait aussi instructif de savoir pourquoi un comité gouvernemental sur l'énergie et le commerce parrainait un sous-comité sur la santé. Pas un mot sur la pollution atmosphérique. Nous étions en 2002 et il a fallu attendre 2004 pour que l'American Heart Association émette une première alerte officielle sur la toxicité cardiaque du smog.

Moins heureux, les pays de l'ex-Union Soviétique ont un taux de mortalité cardiovasculaire jusqu'à *dix fois* plus élevé que celui de l'Europe de l'Ouest (chapitre 1, graphique 2) : 762 décès pour 100 000 en Russie contre 68 pour 100 000 en France, chez les hommes de 25 à 64 ans. En Chine, il y a actuellement une explosion de la maladie cardiovasculaire, qui s'est multipliée par quatre depuis 50 ans, phénomène contemporain de sa révolution industrielle. Pour expliquer la pandémie cardiovasculaire des pays émergents, les observateurs ressassent les facteurs classiques – hypertension, diabète, obésité, tabac –, ce qui intéresse fortement les entreprises pharmaceutiques et les compagnies de cathéters, conscientes de l'ampleur de ce nouveau marché de milliards d'habitants. Toutefois, ces facteurs n'expliquent pas toutes les fluctuations auxquelles nous assistons sur la planète depuis la fin du XIX<sup>e</sup> siècle.

## Ce que Framingham n'a pas dit

En réalité, malgré la manne de renseignements recueillis par l'étude Framingham, celle-ci semble avoir raté son but premier : expliquer le pourquoi de l'explosion de la mortalité cardiovasculaire en Amérique du début du siècle. En fait de facteurs de risque, il n'y avait pas une grande différence entre les Américains de 1880 et ceux de 1950. Alors, quoi ?

Sans beaucoup d'audace, posons comme hypothèse qu'une part significative de la crasse des artères – avec son cortège de maladies vasculaires, infarctus, AVC et morts – serait due à la pollution atmosphérique. Ce modèle pourrait expliquer plusieurs constats ;

expliquer selon un modèle cardioenvironnemental le parallèle entre la hausse des polluants et celle de la maladie cardiaque (figures 1 et 2).

FIGURE 1

**États-Unis: émissions de cinq polluants majeurs de 1940 à 2000**

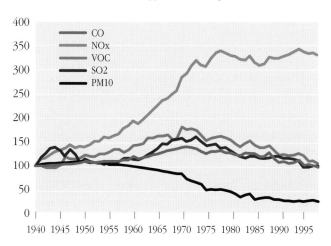

Note: On constate une hausse des polluants, puis une réduction graduelle.

Source: Ross McKitrick. «Why did US air pollution decline after 1970?». *Empirical Economics,* 2007, 33: 491-513

En regroupant les grandes banques de données des organismes internationaux, il semble que les maladies cardiovasculaires suivent historiquement et géographiquement les taux de pollution par combustibles fossiles. De la même manière que le réchauffement planétaire suit la hausse de $CO_2$, la maladie cardiovasculaire suit les taux de pollution. Et, détail non anodin, les deux ont la même source: les combustibles fossiles. Après les compagnies de tabac, de sodas et de *fast-food*, la cardiologie commence donc à lorgner du côté des pétrolières et des charbonnières. En suivant les taux de pollution, les sursauts géotemporels de la maladie cardiaque pourraient s'expliquer (figure 3).

FIGURE 2

**Canada : taux de mortalité cardiovasculaire de 1920 à 1975**

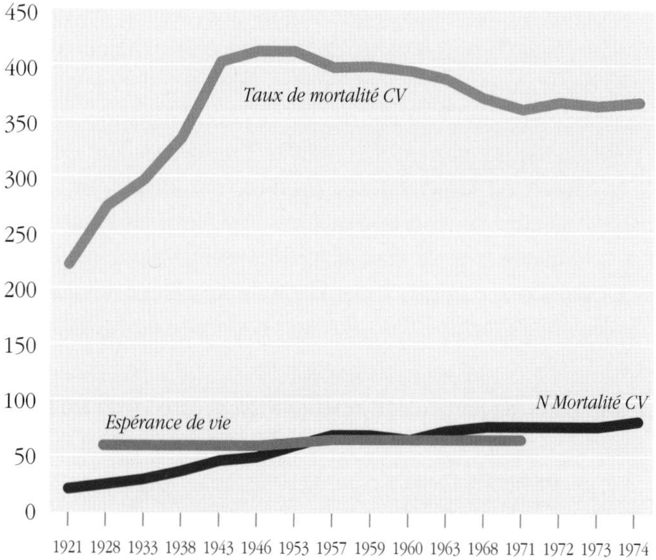

Note : On note une hausse de la mortalité cardiovasculaire, puis une baisse graduelle.

Source : Tableau B35-50. *Nombre annuel moyen de décès et taux de mortalité par principales causes de décès, Canada, périodes de cinq ans entre 1921 et 1974.* Statistique Canada. www.statcan.gc.ca/pub/11-516-x/sectionb/4147437-fra.htm

En Occident, de 1900 à 1950, la pollution atmosphérique a fait un bond, puis l'air s'est épuré progressivement grâce à diverses mesures réglementaires. On observe donc une concordance entre pollution atmosphérique et mortalité cardiovasculaire, avec une montée brutale, puis une baisse progressive. Dans les pays émergents, où l'on brûle massivement charbon et pétrole, nous assistons aujourd'hui à une réplique de la révolution industrielle occidentale, constellée d'infarctus et d'AVC.

Cela donne un nouveau regard sur les désastreuses statistiques cardiovasculaires de l'ex-URSS, dont la source d'énergie majeure fut le charbon, tout comme la Chine, nouvelle manufacture planétaire propulsée par ses usines au charbon. En 2009, en Chine, on estime que deux millions de personnes sont mortes à cause de la pollution. Depuis 50 ans, la mortalité cardiovasculaire a quadruplé et elle a plus que doublé de 1985 à 2005. Cette tendance suit de près les taux de croissance économique de la Chine. Sans parler des voitures russes, indiennes et chinoises, dont le parc a généré en moins de 20 ans un demi-milliard de tuyaux d'échappement. Dans la Russie charbonnière et gazière, la mortalité cardiovasculaire est de 10 fois celle de la France, où l'électricité est produite par le nucléaire depuis des décennies. D'ailleurs, on constate qu'un Russe élevé en France depuis sa naissance a le même taux de maladie cardiovasculaire que ses concitoyens français. Ce paradoxe est évoqué par l'hypothèse «Dérive des continents ou dérive des environnements?» dans *Prévenir l'infarctus ou y survivre* (p. 142).

FIGURE 3

**Taux d'émission de particules de carbone (*black carbon*) de 1850 à 2000**

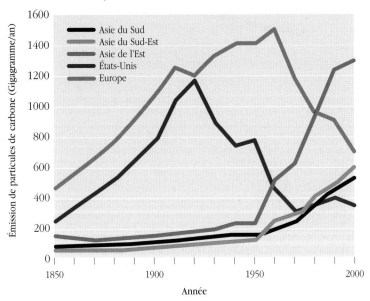

Note: L'Europe est considérée comme un tout, mais depuis 1950 les émissions sont concentrées en Europe de l'Est et s'abaissent en Europe de l'Ouest.

Source: T.C. Bond, E. Bhardwaj, R. Dong *et al.* «Historical emissions of black and organic carbon aerosol from energy-related combustion, 1850-2000». *Global Biogeochemical Cycles,* 2007, 21: GB2018

Ce modèle pourrait éclairer une autre discordance bien connue : la mortalité cardiovasculaire en Europe du Nord, qui fut longtemps plus élevée que celle du bassin méditerranéen (figure 4).

FIGURE 4

**Mortalité cardiovasculaire chez les hommes de 45-74 ans (Europe, 2000)**

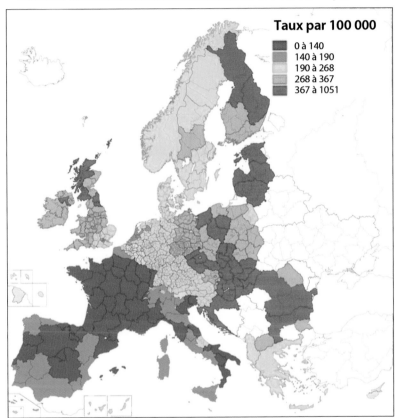

Note : Gradient nord-sud et est-ouest de la mortalité cardiovasculaire en Europe.

Source : Jacqueline Muller-Nordhorn, Sylvia Binting, Stephanie Roll et Stefan N. Willich. «An update on regional variation in cardiovascular mortality within Europe». *European Heart Journal* doi : 10.1093/ eurheartj/ehm604

On a souvent expliqué cette différence («The French Paradox») par le régime alimentaire méditerranéen, études à l'appui, et par la consommation de vin rouge, plus que controversée. Le chauffage dans les régions nordiques et sa pollution inhérente apportent une nouvelle compréhension à cette différence nord-sud. Ce gradient nord-sud de mortalité cardiovasculaire s'est atténué au cours des dernières années, notamment en Finlande, autrefois championne mondiale en **maladies cardiaques athérosclérotiques** (appelées MCAS dans le jargon médical). On est arrivé à ce résultat non seulement en diminuant les facteurs de risque classiques, mais aussi en appliquant de façon contemporaine des mesures antipollution.

Le facteur environnemental a également un gradient est-ouest. On constate qu'en Europe de l'Ouest, après avoir adopté de nombreuses mesures antipollution, on a vu diminuer en parallèle la pollution et les maladies vasculaires. Ces mesures sont de moins en moins sévères à mesure qu'on se dirige vers l'est, et le contraste culmine avec la différence France-Russie. Plus on va au nord, plus on se chauffe en hiver. Plus on va à l'est, plus on utilise le charbon comme source d'énergie. Le modèle cardioenvironnemental tient encore la route.

Autre regard sur l'explosion occidentale de mortalité cardiovasculaire du début du XX$^e$ siècle : les deux grandes guerres, particulièrement celle de 39-45, ont généré de formidables quantités de polluants. Tout carburait à fond sur des technologies primaires, dont la première préoccupation n'était certes pas la qualité de l'air : sidérurgie massive, usines de guerre, navires, avions, tanks, sans parler de villes et de secteurs industriels et pétroliers massivement bombardés et brûlés. Aux États-Unis, l'industrie lourde tournait à fond, pendant et après la guerre. Quelques années plus tard, la Santé publique américaine sonnait l'alarme quant à la montée de la maladie cardiaque.

Le modèle cardioenvironnemental expliquerait aussi le corollaire inverse du paradis perdu : la quasi-absence de maladie vasculaire et d'hypertension chez les Tsimanes rencontrés au chapitre 2 et autres peuples vivant à l'écart de la révolution industrielle et de sa pollution atmosphérique.

Pendant la guerre du Vietnam, on a procédé à une multitude d'autopsies chez les jeunes soldats des deux camps. Les pathologistes américains virent alors, chez les Américains dans la vingtaine, ce qu'ils décrivirent comme des «fatty streaks», des stries graisseuses qu'ils trouvaient dans les artères de ces jeunes et qui sont la première manifestation d'athérosclérose. Pourtant, ils ne voyaient pas ces stries chez les jeunes Vietnamiens, élevés dans un pays alors nettement moins pollué que les États-Unis. On a attribué cette différence aux modes de vie, surtout alimentaires. La pollution pourrait être un facteur supplémentaire par inflammation directe des artères.

Dans l'étude Framingham, on n'avait pas décelé la pollution atmosphérique comme facteur de risque, mais cela n'est pas surprenant puisque, d'une part, on ne mesurait pas cette donnée et que, d'autre part, l'environnement des habitants de Framingham étant assez homogène, on n'aurait sans doute pas perçu de grandes différences à cet égard. Il a fallu attendre la *Six-Cities Studies* de Harvard, publiée en 1993 (chapitre 10, *L'histoire des Six Cités*), pour percevoir les conséquences de la pollution sur la santé cardiaque.

Ce modèle cardioenvironnemental évoque le graphique d'Al Gore, où l'on voit la corrélation entre hausse du $CO_2$ et température planétaire. De fait, tous ces éléments semblent liés : les combustibles fossiles produisent des gaz à effet de serre qui entraînent des changements climatiques, l'acidification des océans et la fonte massive des glaces de la Planète. Sur nous, ces déchets aériens entraînent maladies vasculaires, infarctus et accidents vasculaires cérébraux (AVC).

## La Planète se réchauffe, le Cœur s'inflamme

Plusieurs évidences sont là et ne datent pas d'hier. Remontons encore dans le temps. Les premiers liens entre santé cardiaque et pollution ont été établis pendant la révolution industrielle, particulièrement en Angleterre, qui tirait massivement son énergie de ses gisements de charbon. Dès 1892, à Londres, un smog majeur de trois jours causa 1 000 décès de plus que la mortalité habituelle. Ce que les Londoniens appelèrent alors le *great stinking fog* (grand brouillard puant) allait devenir ce que nous connaissons tous aujourd'hui comme étant le *smog*, terme créé en 1905 par le docteur Henri Antoine Des Vœux lors d'une présentation scientifique intitulée *Smoke and Fog*[3].

Chronique du *Daily Graphic* du 26 juillet 1905:

*Le docteur Des Voeux déclare qu'il ne faut pas être très connaisseur pour voir dans les grandes villes quelque chose qui ne se trouve pas à la campagne: le brouillard enfumé qu'on appelle le smog.* (Notre traduction.)

Le lendemain, le *Globe* de Londres commente:

*Le Dr Des Voeux a rendu un service public en créant le néologisme smog pour décrire le brouillard londonien.* (Notre traduction.)

Du réchauffé? Il est intéressant de constater qu'en 400 avant Jésus-Christ, Hippocrate, le «père de la médecine», avait déjà associé la cité avec la pollution de l'air lorsqu'il souligna, dans son *Traité des Airs, des Eaux et des Lieux*, que les maladies avaient un seul et même vecteur: l'air que nous respirons.

Londres, décembre 1952: c'est l'hécatombe. Une triple conjonction survient: grand froid, chauffage intense (au charbon et au mazout) et absence de vent. Ces conditions atmosphériques provoquent alors le *Great London Smog*, qui dura cinq jours entiers, causant plus de 4 000 décès en une semaine[4].

---

3. *Smog.* Texte sur le Web: www.absoluteastronomy.com/topics/Smog#encyclopedia
4. *50 years on. The struggle for air quality in London since the great smog of December 1952.* Greater London Authority, 2002. Sur le Web: www.london.gov.uk/approot/mayor/strategies/air_quality/index.jsp

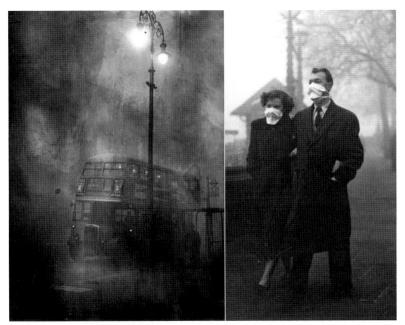

*The Great London Smog*, décembre 1952. Au pic de la pollution, on interrompit le trafic, la visibilité étant nulle à plus de quelques mètres. Il fallait porter le masque lors des sorties en «plein air».

nickelinthemachine.com

Les autorités sanitaires de Londres ont rapidement réalisé l'explosion du nombre quotidien de morts, passant de 250 à près de 1 000 (figure 5), avec une hausse brutale du nombre d'hospitalisations. Ironiquement, ils crurent longtemps qu'il s'agissait d'une nouvelle épidémie de grippe, cause classique d'extermination de masse au début du siècle. La société de l'époque avait de la difficulté à admettre que les grands moteurs du progrès – charbon et pétrole – étaient si néfastes. Et les gens n'allaient certainement pas arrêter de se chauffer et de se déplacer.

FIGURE 5

**Courbe de décès lors du *Great London Smog*, en corrélation avec le taux de fumée et de dioxyde de soufre**

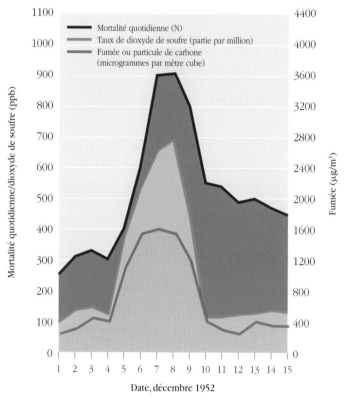

Note : Il y eut plus de 4 000 décès immédiats et 12 000 au cours de l'année.

Source : *Changing Air Quality & Clean Air Acts. Air pollution.* Enviropedia. Sur le Web : www.air-quality.org.uk/03.php

La crise du *Great London Smog* amena les autorités britanniques à établir en 1956 le « Clean Air Act », loi qui réglementait l'émission de fumées, principalement en déplaçant le problème : sortir de la ville les usines au charbon et ériger de hautes cheminées[5]. Il fallut attendre quatre ans après l'hécatombe pour voter cette loi et ce ne fut pas chose facile. Les lobbies industriels et politiques s'objectaient à investir dans un tel changement technologique dans une industrie puissante et profitable.

Avec le temps, les chiffres sur la santé publique ont donné raison à l'hypothèse. Le graphique suivant démontre qu'au fil des ans, à Londres, le taux quotidien de mortalité suit de façon parfaite le taux de pollution (figure 6). Cette étude établit aussi un parallèle physiopathologique entre la fumée du tabac et celle des usines et des voitures.

FIGURE 6

**Taux quotidien de mortalité en corrélation avec le taux de pollution**

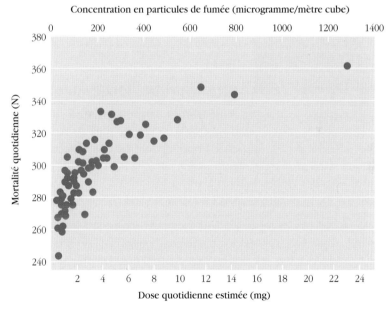

Note : Le taux quotidien de mortalité est exprimé en microgrammes de particules par mètre cube d'air.

Source : C. Arden Pope III, Richard T. Burnett, Daniel Krewski *et al.* «Cardiovascular mortality and exposure to airborne fine particulate matter and cigarette smoke shape of the exposure-response relationship». *Circulation*, 2009, 120 : 941-948

---

5. *Changing Air Quality & Clean Air Acts. Air pollution.* Enviropedia. Sur le Web : www. air-quality.org.uk/03.php.

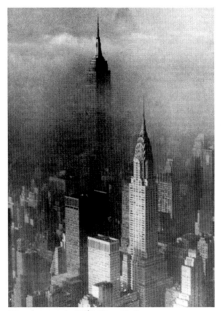

Grand smog de 1963, New York.
http://www.ametsoc.org/sloan/cleanair/cleanairgallery.
html

## 12 000 morts

En 2002, on souligna le 50e anniversaire du grand brouillard londonien et les autorités sanitaires britanniques estimèrent finalement à 12 000 le nombre de personnes mortes à cause de ce désastre historique. Dans le monde entier, les départements de santé publique ont décrit des épisodes semblables dans plusieurs villes. Il est révélateur de lire l'historique complet des grands épisodes de pollution et des mortalités associées[6]. On découvre que l'histoire de la révolution industrielle est ponctuée de multiples épisodes de pollution massive dont, près de nous, le mémorable smog de New York en 1963.

## L'été meurtrier : 70 000 morts

Autre tempête environnementale, la canicule d'août 2003 a entraîné plus de 70 000 décès en Europe, dont 15 000 en France, particulièrement dans la grande région parisienne (figure 7). Selon l'INSERM, jusqu'à 72 % des décès étaient liés à des problèmes cardiovasculaires (figure 8)[7]. De quoi faire sourciller les cardiologues.

De toute évidence, la chaleur excessive constitue un facteur de mortalité. Toutefois, il reste des paradoxes, puisqu'en 2003, la mortalité était concentrée dans les centres-villes en France. Les régions voisines avaient des taux de mortalité beaucoup plus faibles. Qui plus est, cette canicule de 2003 est somme toute banale dans bien des pays. Ainsi en est-il

---

6. «A chronology of important events in the history of air pollution meteorology to 1970». *Bulletin of the American Meteorology Society,* 1978, 59 (12) : 1589.

7. Jean-Marie Robine. *Projet Canicule.* INSERM. Sur le Web : http://ec.europa.eu/health/ph_projects/2005/action1/action1_2005_full_en.htm

## FIGURE 7

**La canicule de 2003**

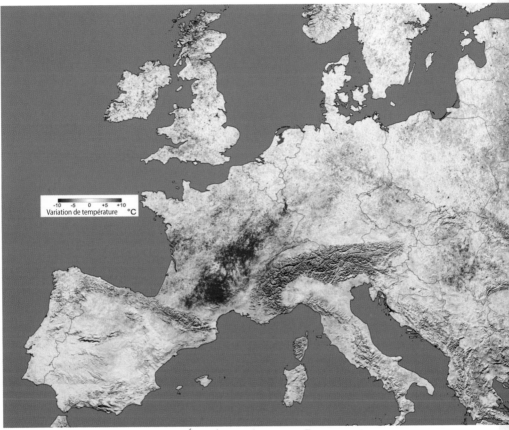

La grande canicule de 2003 en Europe. Écart de températures en Europe par rapport aux moyennes historiques, août 2003.

NASA Earth Observatory

de l'Arizona, ce nouveau Klondike des retraités américains. À Phoenix, on assiste même au développement effréné de banlieues cossues, par exemple à Scottsdale. Les nouveaux retraités délaissent la Floride comme traditionnel Eldorado pour choisir plutôt l'air sec et propre de l'Arizona. S'y sentent mieux les coronariens, les insuffisants cardiaques et respiratoires ainsi que les arthritiques. Pourtant, en été, les températures maximales moyennes sont de 41 degrés et les minimales moyennes de 27 degrés, ce qu'ont subi les Parisiens et autres métropolitains pendant la canicule d'août 2003. La chaleur ne semble pas tout expliquer. La qualité de l'air serait un élément déterminant et synergique. Précisons toutefois que 97 % des habitants de l'Arizona vivent dans des maisons climatisées, élément protecteur, contre 20 % des Européens. Malheureusement, ce sont majoritairement des usines au charbon qui alimentent en électricité ces climatiseurs. On ne parle plus de cercle vicieux, mais de spirale vicieuse.

## FIGURE 8
### Mortalité à Paris en fonction de la température durant le mois d'août 2003

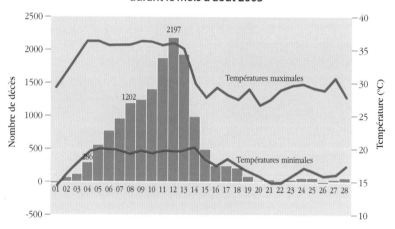

Source: Denis Hémond et Eric Jougla. Voir la note 10 à la page 101

Les gaz à effet de serre augmentent la température, phénomène amplifié dans les îlots de chaleur urbains (ICU) (chapitre 12). On réalise de surcroît que les sources de ces gaz ont une toxicité cardiovasculaire directe. La Planète se réchauffe et le Cœur s'*in*flamme.

À ce jour, il n'y a eu aucune publication faisant des corrélations entre les smogs de la canicule européenne de 2003 et les taux de mortalité cardiovasculaire. Selon le modèle cardioenvironnemental, on pourrait mieux documenter les différences entre Paris et la Bourgogne ou la Loire. Il est intéressant de constater que l'on a relevé beaucoup moins de décès dans les départements entourant Paris, plus végétalisés et moins pollués[8,9,10]. La notion de toxicité croisée entre canicule, îlots de chaleur urbains et pollution pourrait mieux expliquer ces différences locales de mortalités.

Autre troublante constatation : la chaleur accentue les effets toxiques de la pollution, tant en augmentant les particules d'ozone qu'en diminuant nos résistances quand la chaleur est accablante. La figure 9 démontre la hausse marquée des particules d'ozone, ces radicaux oxydatifs, dans l'air d'Atlanta et de New York, hausse corrélée avec la température[11]. Plus il fait chaud et plus l'ozone au sol augmente, prêt à décompenser patients pulmonaires et cardiaques. Ces polluants minent le terrain pulmonaire et artériel en les rendant malades pendant des années, puis ils donnent le coup de grâce lors d'un bon épisode de smog.

---

8. Jean-Marie Robine. *Projet Canicule. Op. cit.*

9. Martine Bungener. «Canicule estivale : la triple vulnérabilité des personnes âgées». *Mouvements,* mars-avril 2004, n° 32.

10. Denis Hémon et Eric Jougla. *Surmortalité liée à la canicule d'août 2003 – Estimation de la surmortalité et principales caractéristiques épidémiologiques.* INSERM. Rapport remis au Ministre de la Santé, de la Famille et des Personnes handicapées le 25 septembre 2003.

11. *Global Climat Change Impacts in the USA.* US Global Change Program Research, 2009.

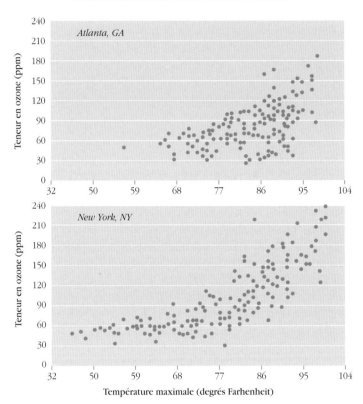

FIGURE 9

**Taux d'ozone au sol à New York et à Atlanta**

Note : Le taux d'ozone au sol est corrélé avec la température.
Source : *Global Climat Change Impacts in the USA.* Voir la note 11 à la page 101.

Depuis des siècles, on a établi que la pollution n'est pas très bonne pour la santé.

Mais pourquoi cause-t-elle infarctus et accidents vasculaires cérébraux (AVC)?

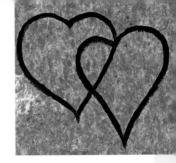

# CHAPITRE 10

# L'histoire des Six Cités

Longtemps, nous avons cru que seuls l'hérédité, notre alimentation et ce que nous buvions pouvaient causer des maladies vasculaires. Simple question de perception : en effet, la nourriture est bien tangible, tandis que l'air ne l'est pas. Pourtant, ce que nous respirons en une journée pèse jusqu'à 10 fois ce que nous mangeons. Le calcul est facile à faire : de 12 à 25 inspirations à la minute, chacune ayant en moyenne un litre, cela représente environ 20 000 litres d'air par jour qui passent dans nos poumons. Un mètre cube d'air pèse 1,2 kg. Voilà comment, chaque jour, 20 kilogrammes d'air entrent dans notre organisme, contre deux litres de liquide et un kilo d'aliments solides. Plus encore, en proportion de leur masse corporelle, les petits enfants respirent, mangent et boivent jusqu'à trois fois plus qu'un adulte. Leur exposition quotidienne aux polluants est donc beaucoup plus intense que celle de l'adulte.

Il a fallu attendre les années soixante-dix pour démontrer que la fumée du tabac est toxique et les années 2000 pour démontrer que le tabagisme secondaire entraîne une hausse de 25 % des maladies vasculaires. La démonstration du tabagisme secondaire a éveillé un autre intérêt : la toxicité de l'air des villes, nouvelle fumée secondaire qui attire l'attention des scientifiques.

Prouver que la pollution atmosphérique cause athérosclérose, infarctus et AVC n'a pas été une tâche simple. La recherche dans ce domaine affronte plusieurs obstacles.

Un: en dehors des grands smogs qui transforment les centres-villes en chambres à gaz, les effets chroniques des polluants prennent des décennies à se manifester. Il faut observer pendant des années des villes entières.

Deux: il y a peu d'incitatifs financiers à ces études, étant donné qu'il n'y a pas de traitement à breveter ou à vendre. Les subventions ne peuvent venir que des fonds publics, les pharmaceutiques et les pétrolières y trouvant peu ou pas d'intérêt. L'argent pourrait également provenir de la générosité d'un mécène à vocation environnementale, comme la famille Guzzo, des cinémas Guzzo, qui a parrainé à l'Université de Montréal la chaire de recherche en environnement et cancer du professeur Jack Siemiatycki.

Trois: le fait de démontrer la toxicité de la combustion du pétrole et du charbon va à l'encontre du développement industriel traditionnel et de plusieurs intérêts. On en voit des exemples avec les crises qui ont touché les industries du tabac, des sodas et de l'amiante.

Malgré tout, en juin 2010, l'American Heart Association faisait une imposante mise à jour sur les liens entre pollution et maladie cardiaque. Des sommités en santé cardioenvironnementale ont révisé pas moins de 426 études scientifiques ayant fait des liens entre les deux[1]. Il semble qu'il y ait de plus en plus de preuves qui confirment ces liens. Parcourons les plus révélatrices.

Parmi les grandes pionnières, il faut saluer l'étude de l'Université Harvard, intitulée l'Étude des Six Cités (*Six Cities Study),* publiée dès 1993 dans le *New England Journal of Medicine.* La saga de cette étude portant sur six villes américaines démontre bien l'opiniâtreté des chercheurs. L'histoire est relatée sur le site de santé publique de l'Université Harvard[2]. Il s'agit d'un incroyable effort, commencé en 1973, et qui a abouti 20 ans

---

1. Robert D. Brook, Sanjay Rajagopalan, Arden Pope III *et al.* «Particulate matter air pollution and cardiovascular disease. An update to the Scientific Statement from the American Heart Association». *Circulation,* 2010, 121: 2331-2378.
2. John F. Lauerman. *A Tale of Six Cities.* Sur le Web: www.hsph.harvard.edu/review/a_tale.shtml

plus tard à une publication, et pas des moindres puisqu'elle occupa la une du prestigieux journal scientifique[3].

Pendant 16 ans, ces chercheurs de Harvard ont investigué et suivi 8 111 adultes dans six villes (Waterton, MA; Harriman, TE; St. Louis, MI; Steubenville, OH; Portage, WI; Topeka, KA). Ils ont recueilli différentes données : âge, poids, sexe, habitudes de vie – incluant le tabac –, histoire sociale et médicale. Ils ont mesuré les particules fines, l'acidité des aérosols dans l'air, le dioxyde de soufre, le dioxyde d'azote. Ils ont relevé les constats de décès. Un Framingham environnemental.

Ils ont ainsi démontré que le taux global de mortalité dans la ville la plus polluée était de 25 % plus élevé que celui de la ville la moins polluée, les autres facteurs étant égaux. L'excès de mortalité par pollution était lié aux cancers du poumon dans 8 % des cas et aux maladies cardiovasculaires dans 55 % des cas (ce que l'on rapportait pour la première fois). À noter qu'ils avaient observé cette différence de 25 % de mortalité entre deux villes américaines dont les modes de vie étaient comparables. Il serait intéressant de faire la même comparaison avec une ville peu ou pas polluée. D'un point de vue cardiologique, c'est l'une des nouvelles les plus saisissantes qui soient. En 1993, elle est passée pratiquement inaperçue dans les grands médias et auprès des médecins cliniciens. Depuis, des centaines d'études se sont ajoutées. Les causes et les mécanismes de la maladie cardiaque par la pollution se précisent.

## Le stress n'est pas bon pour le cœur

Il est vrai que le stress n'est pas bon pour le cœur, mais il s'agit du stress oxydatif, et non pas tant du stress entendu au sens populaire (facteur plutôt mineur et encore controversé, grandement confondu avec la dépression, facteur de risque bien démontré). La pollution entraîne l'oxydation de nos artères de la même manière que dans un tuyau de métal, l'oxydation amène la rouille. Dans une artère, elle entraîne inflammation et athérosclérose ; c'est la rouille artérielle, que le cardiologue d'intervention débloque avec un stent.

---

3. D.W. Dockery, C.A. Pope, X. Xu *et al.* «An association between air pollution and mortality in six US cities». *New England Journal of Medicine*, 1993, 329 : 1753-1759.

Dans l'aérosol du tuyau d'échappement, il y a deux grands types d'agresseurs qui enflamment nos artères : les particules et les gaz. La documentation scientifique nomme « Particulate Matters » (PM) ces poussières de fumée de pétrole et de charbon. On classe les particules selon leur taille : « particules grossières » : moins de 10 microns ($PM_{10}$), « particules fines » : moins de 2,5 microns ($PM_{2,5}$), « particules ultrafines » : moins de 0,1 micron ($PM_{0,1}$). La figure 1 les représente, en les comparant – selon leur taille – à d'autres structures cellulaires et moléculaires.

FIGURE 1

**Particules de fumée selon la taille, en comparaison de structures connues**

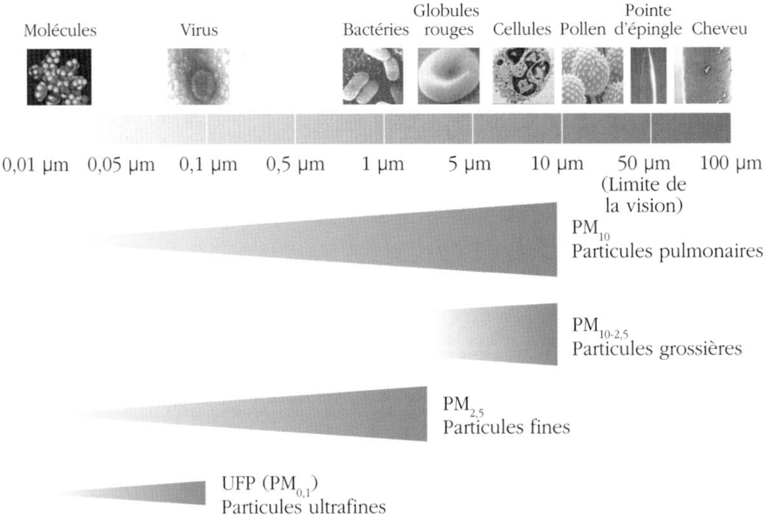

Molécules    Virus    Bactéries   Globules rouges   Cellules   Pollen   Pointe d'épingle   Cheveu

0,01 µm   0,05 µm   0,1 µm   0,5 µm   1 µm   5 µm   10 µm   50 µm   100 µm
(Limite de la vision)

$PM_{10}$
Particules pulmonaires

$PM_{10-2,5}$
Particules grossières

$PM_{2,5}$
Particules fines

UFP ($PM_{0,1}$)
Particules ultrafines

Source : R.D. Brook *et al. Circulation,* 2004,109 : 2655-2671

La reconnaissance de ces poussières de fumée et de leur petitesse permet d'expliquer la vulnérabilité de nos artères, ces sanctuaires normalement protégés des agressions extérieures : les particules ultrafines sont si petites qu'elles passent directement des alvéoles pulmonaires à la circulation sanguine. Les membranes du poumon sont plus fines et perméables que celles de notre tube digestif. Sur place, ces particules enflamment la couche interne de nos vaisseaux, l'endothélium, cette précieuse membrane de notre «hémoduc» qui assure protection et convoyage du sang vers chacune de nos cellules. Les autres éléments toxiques sont les radicaux issus de l'oxydation de l'air ou de la famille de l'ozone, ainsi que les gaz $SO_2$, $NO_2$ et CO.

## FIGURE 2

**Comment les polluants provoquent la maladie coronarienne**

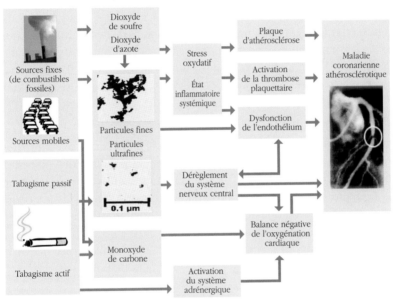

Source : Annette Peters. Voir la note 4 à la page 108

Ces particules déclenchent dans les poumons et les artères une inflammation, un stress oxydatif, version chronique et à faible bruit de la pneumonite toxico-chimique que subit un pompier qui inhale de la fumée d'incendie. Cela provoque l'émission de plusieurs protéines inflammatoires (interleukine, cytokine, protéine C réactive) et il s'ensuit des dommages à la fine intima (couche interne de l'artère, qui protège et véhicule le sang) et à sa couche nourricière, la média (couche moyenne, la couche externe étant l'adventice, qui a un rôle de structure et de soutien). Le graphique d'Annette Peters, Ph.D. à l'Institut d'épidémiologie de Neuherberg en Allemagne, explique clairement le mécanisme toxique de la pollution sur nos vaisseaux (figure 2)[4].

## Big Mac à Los Angeles et PFK à Beijing

Voici une intéressante expérience, effectuée dans les laboratoires du docteur Valentin Fuster, sommité de Boston en athérosclérose et en inflammation vasculaire. Ce chercheur a exposé des rats à deux agresseurs biologiques: un air pollué contenant des particules fines ($PM_{2,5}$) et un régime alimentaire riche en graisses. Comparativement aux rats exposés à un air filtré et à un régime normal, l'air pollué et le régime gras ont accéléré la formation de plaques d'athérosclérose, les effets s'additionnant dans le groupe de rats exposés aux deux (figures 3 et 4)[5].

En regardant les coupes de ces aortes de rats (en bleu), on constate aisément que l'air pollué a laissé, par stress oxydatif, des plaques d'athérosclérose (en rouge) nettement plus grandes que chez ceux qui avaient respiré de l'air filtré. Facteur bien reconnu, le régime gras (figure 4) contribue à cette athérosclérose. L'effet des agresseurs s'additionne. La combinaison air pollué + régime gras fait apparaître une immense plaque d'athérosclérose (sur l'image en bas à droite). C'est la réplique en laboratoire d'une parfaite tempête vasculaire: la consommation de *fast-food* au cœur d'une métropole polluée.

Que cause le stress oxydatif dans nos artères? De l'athérosclérose et des calcifications.

---

4. Annette Peters. «Air quality and cardiovascular health: smoke and pollution matter». *Circulation*, 2009, 120: 924-927.

5. Qinghua Sun, Aixia Wang, Ximei Jin *et al.* «Long-term air pollution exposure and acceleration of atherosclerosis and vascular inflammation in an animal model». *JAMA*, 2005, 294: 3003-3010.

## FIGURE 3

**Aorte de rat, régime normal. Air filtré contre air pollué aux PM$_{2,5}$**

Coloration Oil Red O

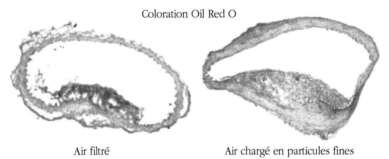

Air filtré                    Air chargé en particules fines

## FIGURE 4

**Aorte de rat, régime gras. Air filtré contre air pollué aux PM$_{2,5}$**

Coloration Oil Red O

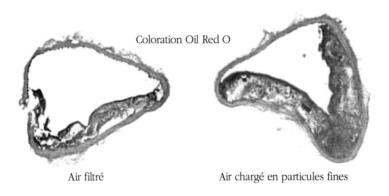

Air filtré                    Air chargé en particules fines

Source : Qinghua Sun, Aixia Wang, Ximei Jin *et al.* Voir la note 5 à la page 108

## Allemagne : la pollution calcifie les artères

Dans la région industrielle de la Ruhr, on a découvert chez 4 500 citoyens que l'exposition résidentielle au trafic lourd était associée au développement de l'athérosclérose et au dépôt de calcium coronarien, que l'on mesure par score calcique. Plus les citoyens vivent à proximité d'une route polluée, plus le score calcique est élevé. Dans la Ruhr, ceux qui vivaient à moins de 50 mètres d'une voie polluée avaient 63 % plus de calcifications coronariennes que ceux qui vivaient à plus de 200 mètres. Cela confirme une fois de plus que le taux de particules fines émises par la combustion de combustibles fossiles est corrélé avec le niveau de maladies coronariennes[6].

Cette étude explique ce qui est resté longtemps incompris dans la pratique des coronarographies : pourquoi tant de patients ont d'abondantes calcifications coronariennes comparativement à d'autres qui n'en ont aucune, malgré des facteurs de risque semblables. Le fait d'ajouter la variable environnementale aux facteurs de risque que nous répertorions habituellement éclaire notre compréhension de la maladie vasculaire.

Que cause l'air pollué sur notre cœur ? Des arythmies, des insuffisances cardiaques, des thromboses, des infarctus, des morts subites et des AVC. Pour le cardiologue, il est très révélateur de compulser ces études de santé publique.

## Italie : hausse de thrombophlébites après un pic de pollution

En Lombardie, on a fait de 1995 à 2005 une étude sur 663 patients victimes de thrombophlébite et sur 859 personnes témoins, démontrant ainsi que chaque élévation de 10 microgrammes de particules polluantes hausse de 70 % le risque de faire une thrombophlébite[7].

## Boston : 69 % plus d'infarctus après un pic de pollution

Dans la région de Boston, de janvier 1995 à mai 1996, une étude portant sur 772 patients victimes d'infarctus a permis d'établir que la hausse des particules fines de moins de 2,5 microns ($PM_{2,5}$) est un déclencheur d'infarctus aigu, avec un risque relatif de 1,48 dans les deux heures qui suivent l'élévation du taux de $PM_{2,5}$ et de 1,69 dans les 24 heures qui

---

6. B. Hoffmann, S. Moebus, S. Möhlenkamp *et al.* «Residential exposure to traffic is associated with coronary atherosclerosis». *Circulation*, 2007, 116 : 489-496.
7. Andrea Baccarelli, Ida Martinelli,Valeria Pegoraro *et al.* «Living near major traffic roads and risk of deep vein thrombosis». *Circulation,* 2009, 119 : 3118-3124.

suivent cette hausse. On en conclut qu'il y a 69% plus d'infarctus dans les 24 heures qui suivent un pic de pollution[8].

## Allemagne : conduire dans le trafic lourd hausse les infarctus

Sur 700 citoyens vivant dans la région d'Augsburg de 1999 à 2001, on observe que l'exposition au trafic lourd est un déclencheur d'infarctus dans l'heure qui suit, avec un risque relatif rapproché de 2,92 (*odds ratio*). Le risque de faire un infarctus est trois fois plus élevé après avoir conduit dans le trafic lourd[9].

## Hollande : mortalité cardiaque deux fois plus élevée à proximité d'une voie polluée

Une étude hollandaise, portant sur 5 000 personnes de 1986 à 1994, démontre que les citoyens vivant à moins de 50 mètres d'une voie polluée avaient 95% plus de mortalité cardiovasculaire que ceux vivant à plus de 200 mètres, les autres facteurs étant égaux par ailleurs[10].

## Finlande : hausse des AVC mortels après les pics de pollution

Une étude observant le million d'habitants d'Helsinki pendant six ans (de 1998 à 2004) révèle une association significative entre la mortalité par AVC (3 265 décès étudiés) et l'augmentation des $PM_{2,5}$ le jour et la veille des décès : hausse de 6,9% par hausse d'un quartile d'exposition aux particules[11].

8. Annette Peters, Douglas W. Dockery, James E. Muller et Murray A. Mittleman. «Increased particulate air pollution and the triggering of myocardial infarction». *Circulation*, 2001, 103 : 2810-2815.

9. Annette Peters, Stephanie von Klot, Margit Heier *et al.* «Exposure to traffic and the onset of myocardial infarction». *New England Journal of Medicine*, 2004, 351 : 1721-1730.

10. Gerard Hoek, Bert Brunekreef, Sandra Goldbohm *et al.* «Association between mortality and indicators of traffic-related air pollution in the Netherlands : a cohort study». *Lancet,* 2002, 360 : 1203-1209.

11. Markku Kulmala, Veikko Salomaa et Juha Pekkanen. «Mortality in an area of low air pollution levels. Associations of fine and ultrafine particulate air pollution with stroke». *Stroke,* 2007, 38 : 918-922.

## États-Unis : arythmies malignes et chocs de défibrillateurs après exposition à la pollution

Dans une étude faite à Harvard sur 203 patients porteurs de défibrillateurs, les auteurs ont noté une association significative entre les pics de pollution et les arythmies enregistrées sur défibrillateurs dans les trois jours suivant ces pics. On a découvert ainsi qu'il y avait une relation significative entre les particules fines, le monoxyde de carbone, le dioxyde d'azote et les arythmies ventriculaires. Dans l'étude TOVA portant sur 1 188 patients porteurs de défibrillateurs implantables et vivant dans 31 villes, les chercheurs ont découvert que dans l'heure suivant une sortie en automobile, il y avait deux fois plus de décharges de défibrillateurs pour arythmies malignes. Dans la discussion, les auteurs relèvent une concordance du même ordre avec d'autres études qui rapportent plus d'infarctus après une exposition à la pollution routière[12].

Le cardiologue constate avec fascination une application tout à fait inattendue d'un merveilleux outil : le défibrillateur implantable[13], ange gardien techno du cœur. La première vertu du défibrillateur consiste à enregistrer précisément tous les battements cardiaques pendant plusieurs mois. C'est la boîte noire du cardiaque. Tout événement clinique rapporté par un patient peut être corrélé à la seconde même par l'interrogation du défibrillateur. Application inattendue de la mémoire des défibrillateurs : corréler les expositions aux polluants avec les instabilités rythmiques. Devant la pollution, le défibrillateur est le nouveau pinson des mines.

Pour clore le tout, une énorme étude effectuée pendant 16 ans et portant sur 500 000 citoyens vivant dans 156 villes américaines démontre que chaque hausse d'un quartile de particules fines augmente de 12 % le risque cardiovasculaire global et de 13 % le risque d'arythmie

---

12. Douglas W. Dockery, Heike Luttmann-Gibson, David Q. Rich *et al.* «Association of air pollution with increased incidence of ventricular tachyarrhythmias recorded by implanted cardioverter defibrillators». *Environmental Health Perspectives*, 2005, 113 (6): 670-674.

13. François Reeves. *Prévenir l'infarctus ou y survivre*. Montréal : Multimondes/Éditions du CHU Sainte-Justine, 2007, p. 82.

et de défaillance cardiaque[14]. Son auteur principal, C. Arden Pope III, soutient que la pollution aérienne cause plus de décès cardiaques que respiratoires[15]. Une autre étude portant sur 9,3 millions d'Américains dans 126 villes démontre que chaque augmentation de 1 ppm de monoxyde de carbone (CO) généré par les tuyaux d'échappement entraîne 1% d'augmentation d'hospitalisation pour décompensation cardiaque[16].

En 2008, le National Research Council, mandaté par l'Environnemental Protection Agency, déclare que le smog tue probablement («*Smog probably kills*»)[17].

Commentaire de Frank O'Donnell, président de Clean Air Watch à Washington :

*Ce rapport est une rebuffade à l'administration Bush, qui a continuellement tenté de minimiser les liens entre la pollution et les morts prématurées.* (Notre tradution.)

Dans un communiqué datant de 2010, l'American Heart Association donne plusieurs recommandations quant à la pollution et à la maladie cardiovasculaire[18].

---

14. C. Arden Pope, M. Ezzati M et D.W. Dockery. «Fine-particulate air pollution and life expectancy in the United States». *New England Journal of Medicine,* 2009, 360 : 376-386.

15. C. Arden Pope, Richard T. Burnett, George D. Thurston *et al.* «Cardiovascular mortality and long-term exposure to particulate air pollution : epidemiological evidence of general pathophysiological pathways of disease». *Circulation,* 2004, 109 : 71-77.

16. Michelle L. Bell, Roger D. Peng, Francesca Dominici et Jonathan M. Samet. «Emergency hospital admissions for cardiovascular diseases and ambient levels of carbon monoxide : results for 126 United States urban counties, 1999-2005». *Circulation,* 2009, 120 : 949-955.

17. *Estimating Mortality Risk Reduction and Economic Benefits from controlling Ozone Air Pollution.* Committee on Estimating Mortality Risk Reduction Benefits from Decreasing Tropospheric Ozone Exposure ; Board on Environmental Studies and Toxicology ; Division on Earth and Life Studies. National Research Council of the National Academies.

18. Robert D. Brook, Sanjay Rajagopalan, C. Arden Pope III *et al.* «Particulate Matter Air Pollution and Cardiovascular Disease. An Update to the Scientific Statement From the American Heart Association.». *Circulation,* 2010, 121 : 2331-2378.

- Faire connaître aux patients les dangers de la pollution.

- Les encourager à vérifier la qualité de l'air dans les postes météorologiques.

- Lors de pics de pollution, éviter les activités extérieures exténuantes.

- Dans la maison, lors des pics de pollution, tenir les fenêtres fermées
et utiliser des filtres à air dans le système de ventilation.

- Éviter de voyager et de résider dans des sites pollués.

- Éviter la circulation lourde.

- Maintenir optimal le système de filtration de la voiture, rouler avec
les fenêtres fermées en utilisant le recyclage d'air interne.

Ces mesures sont presque hallucinantes et évoquent les mesures
d'urgence d'une ville assiégée au gaz toxique. On observe une certaine
incompatibilité avec la prescription de faire de l'exercice et de sortir «au
grand air». La réalité se montre même très complexe, quand on pense
que l'air des intérieurs de domiciles et de voitures est souvent plus pollué
que celui de l'extérieur.

Parmi tous les facteurs qui causent les maladies cardiaques, quelle
est l'importance relative de la pollution? À ce sujet, la documentation
varie beaucoup. Une source estime à seulement 2% la part causale de
la pollution dans les maladies. Selon cette même source, trois facteurs
majeurs se partageraient chacun le tiers des causes des maladies
cardiovasculaires et du cancer: la cigarette, l'alimentation et l'hérédité.

Pourtant, l'étude des Six Cités de Harvard a montré jusqu'à 25%
de différence de mortalité entre deux villes américaines dont l'une était
la plus polluée et l'autre la moins, ce qui va bien au-delà du 2% relaté
par cette source. Selon l'économiste environnementaliste C. Arden Pope,
la pollution urbaine serait la 13e cause de mortalité globale et serait
responsable de 700 000 morts cardiovasculaires par année.

La difficulté de mesurer l'impact vient du fait que la pollution est
partout et constitue un tel bruit de fond qu'il est difficile de différencier

le risque entre deux concitoyens, d'autant que chacun pourrait parcourir les mêmes endroits, mais avec des expositions différentes. Pourtant, on y parvient et des centaines d'études probantes se sont accumulées depuis celle de Harvard. La notion historique est difficile à établir puisqu'il existe peu de données environnementales avant les années soixante-dix et que les banques de données cliniques d'alors sont moins précises que celles d'aujourd'hui.

Toutefois, les constats historiques dans l'évolution de la maladie cardiovasculaire, comme en Amérique de l'après-guerre et en Chine d'aujourd'hui, portent à croire que la part de la pollution dépasse de beaucoup le 2% affirmé plus haut. Grahame et Schelsinger, dans une imposante analyse publiée en 2010[19], estiment qu'aux États-Unis les émissions de véhicules représentent une cause environnementale majeure pour la morbidité et la mortalité cardiovasculaire. Pour plusieurs organismes, la part environnementale dans les causes de la maladie cardiaque s'établit entre 7,5% et 23%[20].

Au XXI$^e$ siècle, il est difficile de trouver un milieu dépourvu de pollution et d'y mener une étude comparative exhaustive. C'est le tour de force qu'a réussi Michael Gurven chez les Tsimanes, dont il a été question au chapitre 2. Ce sont de parfaits témoins-contrôles, voire des témoins-placebos, car ils vivent dans un milieu d'où la pollution est complètement absente. De fait, ils n'ont pratiquement aucune maladie vasculaire ni hypertension.

## Pollution et facteurs de risque « classiques »

Non seulement les preuves s'accumulent pour pointer la pollution atmosphérique comme facteur causal direct des maladies coronariennes, mais la pollution atmosphérique semble de surcroît aggraver les

---

19. T.J. Grahame et R.B. Schlesinger. «Cardiovascular health and particulate vehicular emissions : a critical evaluation of the evidence». *Air Quality Atmospheric Health*, 2010, 3 : 3-27.

20. David R. Boyd et Stephen J. Genuis. «The environmental burden of disease in Canada : respiratory disease, cardiovascular disease, cancer, and congenital affliction». *Environmental Research*, 2008, 106 : 240-249.

facteurs de risque classiques de maladie cardiovasculaire. De fait, il y a plus d'hypertension, de syndrome métabolique et de diabète dans les milieux pollués.

## La pollution atmosphérique cause de l'hypertension

Des études démontrent que la pollution atmosphérique augmente les facteurs de risque cardiaque classiques et même qu'elle les accentue. Il y a peu de temps, on nous enseignait encore à la Faculté de médecine que l'hypertension était «essentielle» dans plus de 90% des cas, c'est-à-dire sans autre cause que l'hérédité. Aujourd'hui, plusieurs études montrent au contraire que les polluants atmosphériques entraînent une constriction du tonus artériel et une élévation de la pression[21,22,23]. L'hypertension artérielle est donc de moins en moins «essentielle» et de plus en plus «environnementale».

## Le plomb cause de l'hypertension et des infarctus

Et voilà que réapparaît le plomb, dont il fut question au chapitre 7. On a déjà démontré que l'accumulation de plomb dans l'organisme entraînait une hausse de la pression artérielle. Le plomb est largement disséminé dans l'environnement, particulièrement par l'intermédiaire de l'essence. Dans une étude de l'Université Harvard et du Département de toxicologie de l'Université d'Atlanta, qui a eu lieu de 1991 à 2001, on a suivi à cet effet 833 hommes[24]. On a mesuré le plomb dans leur sang et dans leurs

21. B. Urch, J.R. Brook, D. Wasserstein *et al.* «Relative contributions of PM2.5 chemical constituents to acute arterial vasoconstriction in humans». *Inhalation Toxicology,* 2004, 16: 345-352.
22. B. Urch, F. Silverman, O. Corey *et al.* «Acute blood pressure responses in healthy adults during controlled air pollution exposures». *Environmental Health Perspectives,* 2005, 113 (8): 1052-1055.
23. C.R. Bartoli, G.A. Wellenius, E.A. Diaz *et al.* «Mechanisms of inhaled fine particulate-induced arterial blood pressure changes». *Environmental Health Perspectives,* 2009, 117: 361-366.
24. B. Jain Nitin, P. Vijayalakshmi, J. Schwartz *et al.* «Lead levels and ischemic heart disease in a prospective study of middle-aged and elderly men: the VA Normative Aging Study». *Environmental Health Perspectives,* 2007, 115 (6): 871-875.

os, ces derniers étant plus représentatifs que la mesure sanguine pour évaluer l'accumulation à long terme ; on a retrouvé 73 % plus d'infarctus et de mortalité cardiaque chez ceux qui avaient une plombémie de plus de cinq microgrammes par décilitre. Tous facteurs corrigés, ceux ayant une plombémie de plus d'un écart type que la moyenne avaient vécu 27 % plus d'événements cardiaques.

## La pollution augmente le nombre de diabétiques

Plus intrigant encore, on découvre que la pollution atmosphérique cause le diabète. En activant le système nerveux autonome, les particules fines perturbent la sécrétion d'insuline par le pancréas. Elles induisent de la résistance à l'insuline par inflammation systémique et stress oxydatif[25]. Aux États-Unis, on a établi un lien entre le taux de polluants industriels et le nombre de diabétiques[26].

## La pollution augmente la mortalité des diabétiques

Lors d'une hausse de pollution, les diabétiques subissent deux fois plus d'infarctus et de mortalité cardiovasculaire que les non-diabétiques, le stress oxydatif de la pollution s'additionnant et potentialisant les effets néfastes du diabète sur les artères[27,28,29].

Le fameux syndrome métabolique, source de tous les maux vasculaires, aurait aussi un lien avec la pollution. Le syndrome métabolique est un concept américain fourre-tout où l'on additionne toutes les complications liées à l'excès de poids (diabète, hypertension,

---

25. Robert D. Brook. «You are what you breathe : evidence linking air pollution and blood pressure». *Current Hypertension Reports*, 2005, 7 : 427-434.
26. Alan H. Lockwood. «Diabetes and air pollution». *Diabetes Care*, 2002, 25 : 1487-1488.
27. T.F. Bateson et J. Schwartz. «Who is sensitive to the effects of particles on mortality? A case-crossover analysis». *Epidemiology*, 2004, 15 : 143-149.
28. A. Zanobetti et Joel Schwartz. «Are diabetics more susceptible to the health effects of airborne particles?». *American Journal of Respiratory Critical Care Medicine*, 2001, 164 (5) : 831-833.
29. A. Zanobetti et A. Schwartz. «Cardiovascular damage by airborne particles : are diabetics more susceptible?». *Journal of Epidemiology*, 2002, 13 : 588-592.

anomalies du cholestérol et des triglycérides) pour expliquer les infarctus. En fait, ce syndrome n'est que la constellation de problèmes métaboliques liés à l'obésité. Il appert maintenant que la pollution accentue et potentialise les effets néfastes artériels de ce syndrome[30].

En fin de compte, on découvre maintenant que la pollution atmosphérique contribue aussi bien à l'hypertension et au diabète qu'au syndrome métabolique, autant de causes des maladies cardiovasculaires. De plus, les polluants atmosphériques intoxiquent directement les artères. L'action est donc directe et indirecte.

Compte tenu de l'espérance de vie qui ne cesse de s'accroître, doit-on se soucier de la pollution? Après tout, il est devenu banal de se rendre à 80 ans en Occident, pollution ou non. Reconsidérons les statistiques.

Le tribut de l'Amérique du Nord à la maladie cardiovasculaire est immense. Chaque année, au Canada, la maladie cardiovasculaire entraîne 450 000 hospitalisations et 73 000 décès (Statistique Canada, 2007). David Boyd (University of British Columbia Trudeau Scholar) estime que la pollution serait responsable d'une fourchette de 5 000 à 11 000 décès cardiovasculaires (de 10 000 à 25 000 décès de toutes causes) et de 33 000 à 67 000 hospitalisations cardiovasculaires (de 78 000 à 194 000 hospitalisations de toutes causes). On trouve donc comme corollaire un coût économique et social: 9,1 milliards de dollars et 1,5 million de jours d'hospitalisation par an[31]. La maladie cardiaque représenterait donc la moitié des maladies environnementales. Et la pollution de l'environnement, au meilleur de nos connaissances, causerait jusqu'à 25% des maladies cardiovasculaires. Aux États-Unis, on peut multiplier au moins par 10 ces chiffres, d'autant plus que proportionnellement au nombre d'habitants, leurs émissions de gaz à effet de serre sont beaucoup plus élevées qu'au Canada.

30. Robert D Brook. *Op. cit.*
31. David R. Boyd et Stephen J. Genuis. *Op. cit.*

Le problème n'est donc pas tant l'espérance de vie que la qualité de vie. Les traitements sont extrêmement efficaces pour maintenir les gens en vie, mais les maladies chroniques sont devenues un sérieux problème médical et la maladie vasculaire représente une des sources principales de ce problème. De plus, ce type de maladie provoque maintenant des démences et de sévères atteintes neurologiques chroniques. La démence vasculaire a un impact morbide et affiche une hausse effrénée. Les démences séniles ne relèvent pas toutes de la maladie d'Alzheimer. Or, on peut prévenir la démence vasculaire, contrairement à la maladie d'Alzheimer, pour laquelle on ne connaît aucune mesure de protection efficace.

Sachant tout cela, il reste une question fondamentale : est-ce que les mesures antipollution peuvent diminuer la maladie cardiovasculaire ?

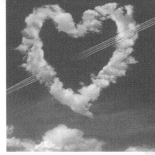

# CHAPITRE 11

# Vent d'ouest

I l est possible de diminuer le taux d'infarctus en améliorant la qualité de l'air à l'intérieur et à l'extérieur. À cet effet, plusieurs études sont probantes. Toutefois, le défi ne cesse de croître, car un des grands fondements de la croissance économique planétaire est l'utilisation massive de combustibles fossiles. Malgré des mesures progressives pour protéger la qualité de l'air, on assiste à une consommation exponentielle de ces combustibles, entre autres à cause de la vigueur économique des pays émergents, ce qui entraîne une pollution tout aussi exponentielle. Les mesures antipollution s'implantent mal parce qu'elles sont considérées comme chères et parce qu'elles arrivent au dernier rang des priorités économiques, vision à courte vue.

L'ironie, c'est qu'aujourd'hui, au moment où Los Angeles adopte les mesures antipollution les plus strictes de la planète, elle reçoit du smog d'Asie par vastes nuages qui traversent le Pacifique, poussés par les vents dominants de l'ouest. Métaphore de la voile : en régate, la position dominante est *au* vent plutôt que *sous* le vent.

On connaît cette constante dans nombre de villes : les beaux quartiers sont à l'ouest. La raison en est simple : c'est de l'ouest que viennent les vents dominants. Les quartiers situés à l'ouest ne reçoivent donc pas la pollution des centres-villes et des quartiers industriels, qui se dirige plutôt vers l'est. Montréal en est un exemple parfait, avec ses quartiers cossus à l'ouest, ses faubourgs prolétariens au centre et ses zones industrielles à l'est. Il en va de même du quartier Ahuntsic, où l'on ne reçoit pas les effluves du dépotoir de la rue Papineau, les odeurs se dirigent vers le quartier Saint-Michel. Ce modèle se répète à Sherbrooke, qui a aussi ses beaux quartiers à l'ouest. Même situation à Paris, avec Neuilly-sur-Seine et le seizième arrondissement. De même, les beaux quartiers sont couverts d'arbres et les quartiers à faible revenu sont massivement bétonnés et asphaltés. Dans l'urbanité, air et arbres semblent des apanages de riches.

Il en va ainsi du Québec par rapport aux États voisins : d'ouest en est, le bassin du fleuve Saint-Laurent reçoit leurs polluants tant par eau (le fleuve collecte tout le bassin des Grands Lacs) que par air (les vents dominants remontent dans l'axe du fleuve). Ces polluants arrivent avec de surprenants effets additifs.

## Air intérieur et infarctus

Les études sur le tabac, culminant avec l'étude *Interheart*[1], estiment à 25 % le risque additionnel de maladies cardiaques liées à la fumée secondaire du tabac. Devant ces conclusions, plusieurs gouvernements ont adopté des mesures antitabac dans les lieux publics au début des années 2000, le nombre décroissant de fumeurs rendant la chose politiquement possible et même rentable. Cette politique est plus difficile à appliquer en Chine, où 60 % des hommes fument, situation bien antérieure à la révolution industrielle actuelle.

Après avoir interdit de fumer dans les lieux publics fermés, plusieurs départements de santé publique ont observé un effet sur les événements cardiovasculaires, c'est-à-dire une baisse universelle du nombre d'hospitalisations pour infarctus partout où l'on avait implanté une réglementation antitabac[2]. Les résultats donnèrent raison aux politiques antitabac.

---

1. Salim Yusuf, Steven Hawken, Stephanie Ôunpuu *et al.* «Effect of potentially modifiable risk factors associated with myocardial infarction in 52 countries (the IinterHeart Study): case-control study». *Lancet,* 2004, 364: 937-952.
2. Committee on Secondhand Smoke Exposure and Acute Coronary Events. *Secondhand Smoke Exaposure and Cardiovascular Effects: Making Sense of the Evidence.* Washington: Institute of Medicine. National Academy of Science, 2010.

Rome :       baisse de 11%
Saskatoon :  baisse de 13%
Montana :    baisse de 16%
Écosse :     baisse de 17%
Colorado :   baisse de 27%
Ohio :       baisse de 39%

À noter : on observe ces baisses tant chez les fumeurs que chez les non-fumeurs.

## Air extérieur et infarctus

Qu'en est-il de la pollution atmosphérique ? Comme pour la fumée secondaire de cigarette, on pose l'hypothèse que si la pollution provoque la maladie, sa réduction devrait entraîner une baisse d'événements morbides et de consultations médicales. On en a un exemple avec les Jeux olympiques qui symbolisent précisément la santé.

### Les Jeux d'Atlanta

Les Jeux qui se tinrent à Atlanta en 1996 servirent bien involontairement à faire la promotion de la santé environnementale. À cette occasion, il y eut de nombreuses restrictions touchant la circulation automobile dans le centre de la ville, ce qui fit baisser de 23% le trafic de pointe du matin. Il s'ensuivit une baisse de 28% des taux d'ozone et une baisse de 42% des visites à l'urgence d'enfants victimes de crise d'asthme (figure 1)[3].

---

3. Michael S. Friedman, Kenneth E. Powell, Lori Hutwagner *et al.* «Impact of changes in transportation and commuting behaviors during the 1996 Summer Olympic Games in Atlanta on air quality and childhood asthma». *JAMA*, 2001, 285 (7) : 897-905.

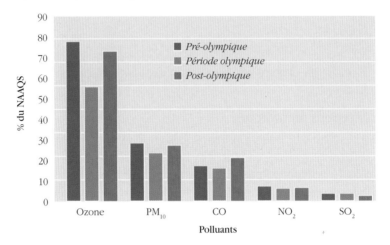

FIGURE 1

**Taux moyens de polluants avant, pendant et après les Jeux d'Atlanta de 1996 (exprimés en pourcentage du standard national de qualité de l'air (NAAQS))**

Note : Ce graphique démontre la baisse de pollution au centre-ville d'Atlanta durant la tenue des Jeux olympiques.

Source : Michael S. Friedman, Kenneth E. Powell, Lori Hutwagner *et al.* Voir la note 3 à la page 123

## Une étape olympique plus loin : les Jeux 2008 de Beijing

Les statistiques sur la Chine montrent de grands changements à la suite de la révolution industrielle de ce pays. Il y a 50 ans, les maladies cardiaques, les AVC et les cancers n'y représentaient que 16 % des causes de décès chez les plus de 40 ans. Aujourd'hui, ils comptent pour 66 % des décès. Taux quadruplé en deux générations. La Chine devient donc une réplique des États-Unis de la première moitié du XXe siècle, qui connut alors une grave crise vasculaire. Le taux d'AVC est devenu très élevé en Chine, atteignant presque sept fois celui des États-Unis actuels (figure 2).

### FIGURE 2
**Causes de mortalité dans la Chine moderne**

| Rang | Cause de décès | Décès/100 000 personnes-an |
|---|---|---|
| 1 | Cancer | 374 |
| 2 | Maladie cardiaque | 319 |
| 3 | AVC | 310 |
| 4 | Accidents | 54 |
| 5 | Maladies infectieuses | 50 |

Source : John D. Cantwell. «Cardiovascular disease and Olympic Games in China». *American Journal of Cardiology,* 2008, 101 : 542-543

Pendant la tenue des Jeux olympiques de Beijing, les autorités chinoises ont sévèrement jugulé les sources de pollution dans la ville et ses alentours : fermeture des usines au charbon de la province voisine du Shanxi, fermeture de la plupart des usines de Beijing et limitation sévère de la circulation automobile dans la ville même.

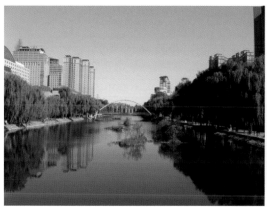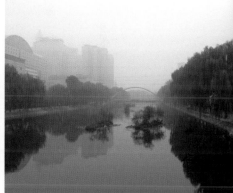

Vues de Beijing sans smog et avec smog.

Source : David G. Streets, Joshua S. Fu, Carey J. Jang, Jiming Hao, Kebin He, Xiaoyan Tang, Yuanhang Zhang, Zifa Wang, Zuopan Li, Qiang Zhang,Litao Wang, Binyu Wang, Carolyne Yu. «Air quality during the 2008 Beijing Olympic Games». Atmospheric Environment, 2007, 41 : 480-492

Pendant les Jeux, une étude permit de comparer la qualité de l'air à celle de l'année précédente. Conclusion : on a assisté à un abaissement très marqué des polluants (figure 3). Les émissions de «black carbon» (particules de suie), de monoxyde de carbone et de particules ultrafines (UFP) baissèrent respectivement de 33%, 47% et 78%. À ce jour, il n'y a pas eu d'étude publiée sur les conséquences de cette baisse de polluants pour la santé des habitants de Beijing, mais il y aurait un grand intérêt à le faire.

FIGURE 3

**Taux d'UFP au centre-ville de Beijing en 2007
(un an avant les JO) et en 2008 (pendant les JO)**

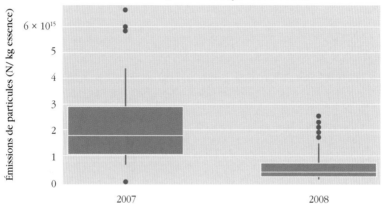

Source : Xing Wang, Dane Westerdahl, Lung Chi Chen *et al.* «Evaluating the air quality impacts of the 2008 Beijing Olympic Games : On-road emission factors and black carbon profiles». *Atmospheric Environment*, 2009, 43 : 4535-4543

## Pollution et espérance de vie

En 2009, l'un des chercheurs les plus respectés dans ce domaine, C. Arden Pope, démontrait que dans les villes américaines où la pollution s'est abaissée, on avait constaté une diminution de mortalité et un allongement de l'espérance de vie. Publiée en 2009 dans le *New England Journal of Medicine*, son étude est impressionnante et donne une idée de la puissance logistique de la recherche américaine[4]. Du début 1980 à la fin 1990, on a recueilli des données sur la qualité de l'air dans 116 quartiers de 51 villes, puis on a apparié ces données à des informations portant sur la santé de quatre millions d'Américains vivant dans ces villes (figure 4).

FIGURE 4

**Les 51 villes de l'étude «Pollution – Espérance de vie»**

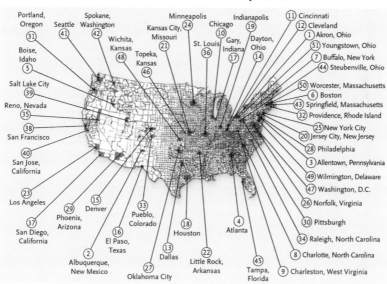

Source : C. Arden Pope III, Majid Ezzati et Douglas W. Dockery. Voir la note 4 ci-dessous

Cette recherche apporta comme principale conclusion qu'une réduction de 10 microgrammes de $PM_{2,5}$/mètre cube d'air entraîne une amélioration de 0,6 an de vie. L'amélioration de l'espérance de vie se corrèle aux baisses de $PM_{2,5}$, allant jusqu'à 5 ans dans certaines villes.

---

4. C. Arden Pope III, Majid Ezzati et Douglas W. Dockery. «Fine-particulate air pollution and life expectancy in the United States». *New England Journal of Medicine,* 2009, 360 : 376-386.

## FIGURE 5

### Amélioration de l'espérance de vie
### en fonction de la baisse des particules fines

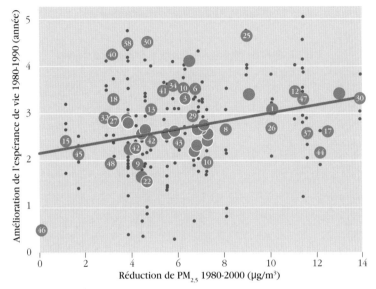

Source : C. Arden Pope III, Majid Ezzati et Douglas W. Dockery. Voir la note 4 à la page 127

L'article révèle aussi une petite page d'histoire sur l'éternel affrontement entre politique et science. En 1979, sous Jimmy Carter, l'Environnemental Protection Agency mettait sur pied un plan national de mesures de réglementation sur les particules fines, les $PM_{15}$ et les $PM_{2,5}$. En 1983, on a vu ce programme aboli sous Ronald Reagan. Il a fallu attendre 1997 pour que le réseau de surveillance soit remis sur pied, sous Bill Clinton, lors de la promulgation du National Ambient Quality Standard.

## Balade à Hyde Park

À l'intérieur d'une ville donnée, les taux de polluants ne sont pas les mêmes partout et les conséquences sont différentes. Une simple mais élégante étude[5] réalisée à Londres démontre que le fait de choisir son secteur de marche a une incidence sur la santé. Ainsi, on a demandé à 60 adultes souffrant d'un asthme léger ou modéré de faire une marche de deux heures près de chez eux, le long d'une rue (Oxford Street) et dans un parc (Hyde Park), en des occasions différentes. On a mesuré la pollution ambiante et les fonctions respiratoires pendant et après la marche.

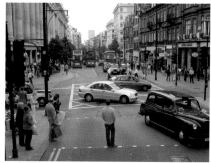

Oxford Street
fr.wikipedia.org

Dans la rue, le taux de particules ultra-fines était de 63 contre 18 (x $10^3/cm^3$) dans le parc. De même, le taux de dioxyde d'azote était de 142 dans la rue contre 21 $\mu g/m^3$ dans le parc. Il en est résulté qu'on a mesuré une baisse de la capacité vitale respiratoire chez les personnes ayant emprunté la rue plutôt que le parc (figure 6).

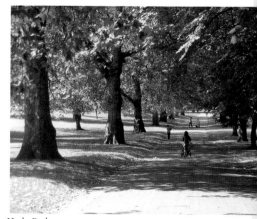

Hyde Park
blog.refreshaccomodation.com

---

5. James McCreanor, Paul Cullinan, Mark J. Nieuwenhuijsen, James Stewart-Evans, Eleni Malliarou, Lars Jarup, Robert Harrington, Magnus Svartengren, In-Kyu Han, Pamela Ohman-Strickland, Kian Fan Chung et Junfeng Zhang, «Respiratory Effects of Exposure to Diesel Traffic in Persons with Asthma». *N Engl J Med,* 2007, 357: 2348-2358.

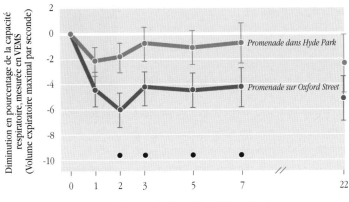

FIGURE 6

**Mesure de fonction respiratoire chez les marcheurs d'Oxford Street**

Source: James McCreanor, Paul Cullinan *et al.* Voir la note 5 à la page 129

## Pollution sans frontières

En juin 2010, au 8e Atelier de santé environnementale de l'Institut national de santé publique du Québec (INSPQ), Jacques Rousseau, un chercheur d'Environnement Canada, fit une intéressante présentation des sources transfrontalières de pollution[6]. À la figure 7, on voit les centrales énergétiques, dont les centrales au charbon, au pétrole et au gaz naturel. À la figure 8, on voit les vents dominants arriver dans l'est de l'Amérique du Nord.

6. Texte sur le Web: www.inspq.qc.ca/evenements/atelier_sante_environnementale/ risques_sanitaires.asp

# FIGURE 7
## Centrales énergétiques

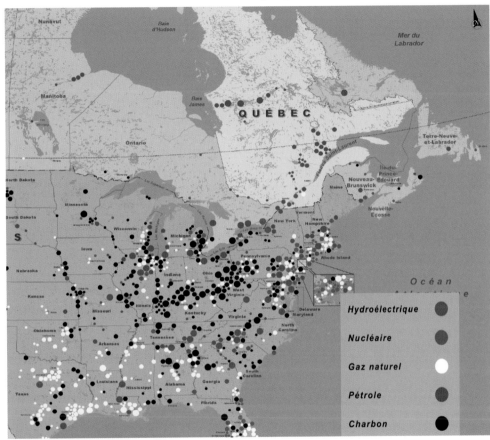

# FIGURE 8
## Vents dominants

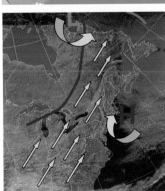

www.inspq.qc.ca/evenements/atelier_sante_
environnementale/risques_sanitaires.asp

La conséquence est prévisible : dans la figure 9, on note que la pollution provient des États voisins dans une proportion allant jusqu'à 85% dans l'Outaouais, 60% à Montréal et 35% à Québec.

FIGURE 9

**Sources locales et voisines des pollutions**

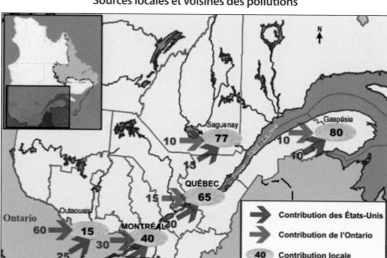

Source : www.inspq.qc.ca/evenements/atelier_sante_environnementale/risques_sanitaires.asp

En plus de traverser les frontières, le problème franchit aujourd'hui les océans : 25% de la pollution de Los Angeles proviendrait de l'Asie. Un nouveau péril est né : l'ABC ou *Atmospheric Brown Cloud*.

## Nuages sur la santé

L'United Nations Environmental Program signale cette nouvelle créature : l'ABC, *Atmospheric Brown Cloud*, immenses nuages bruns d'une épaisseur atteignant trois kilomètres et qui se retrouvent au-dessus des grandes capitales asiatiques : Bangkok, Beijing, Le Caire, Dhaka, Karachi, Kolkata, Lagos, Mumbai, New Delhi, Séoul, Shanghai, Shenzhen et Téhéran. On en retrouve aussi au-dessus du bassin de l'Amazone, à la

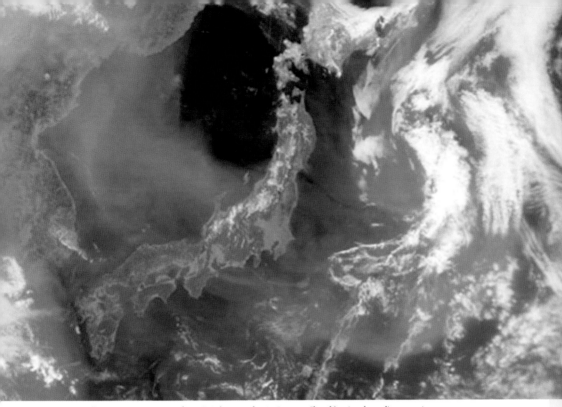

La nouvelle menace aérienne : les ABC (*Atmospheric Brown Clouds*), circulant d'un continent à l'autre.

Source : United Nations Environmental Program, 2008

suite des brûlis de la forêt amazonienne. Ces nuages bruns se forment là où la teneur en suie et en particules de carbone brûlé dépasse 10% de l'ensemble des particules présentes dans l'air[7].

Leur effet n'est pas négligeable : des tonnes de particules polluantes entraînent une diminution de 25% de la quantité de lumière arrivant au sol. Il en ressort une modification du climat qui altère les moussons, les pluies, les glaciers et les rivières. En se déplaçant dans la troposphère jusqu'à 5 000 mètres d'altitude, ces nuages transportent la pollution entre

---

7. *Wide Spread and Complex Climatic Changes Outlined in New UNEP Project Atmospheric Brown Cloud Report – Cities Across Asia Get Dimmer: Impacts on Glaciers, Agriculture and the Monsoon Get Clearer.* Beijing/Nairobi, 13 novembre 2008.

les continents. Les images satellitaires de la NASA nous montrent que ces nuages bruns font du tourisme d'un continent à l'autre dans l'atmosphère, poussés d'ouest en est par les vents dominants. On estime aujourd'hui que 25% de la pollution de Los Angeles provient d'Asie. En Californie, ces nuages polluants, arrivant de l'ouest – vents dominants obligent –, contribuent jusqu'à 40% à la pollution de certains secteurs.

La pollution se mondialise, tout comme la maladie coronarienne.

## Une courte manchette qui prête à une longue réflexion

### En bref – Pollution : l'État de New York c. Pennsylvania Power

L'État de New York a déposé hier une poursuite contre Pennsylvania Power pour avoir exploité sa centrale de Homer City Station à environ 75 kilomètres de Pittsburgh, en contravention des lois sur la qualité de l'air. Cette centrale rejette 100 000 tonnes de dioxyde de soufre ($SO_2$) par an, soit deux fois le total des émissions recensées dans l'État de New York. La poursuite réclame une mise aux normes de la centrale pennsylvanienne, qui aurait évité d'utiliser les meilleures technologies disponibles lorsqu'elle a augmenté sa puissance, au cours des dernières années, pour la hausser à 1 884 MW. Le Québec reçoit de l'Ontario et du Midwest étasunien environ la moitié du smog et des précipitations acides qui frappent son territoire. Aucun ministre québécois ou fédéral n'a jamais réclamé l'arrêt ou une sensible réduction des émissions.

*Le Devoir*, 7 janvier 2011

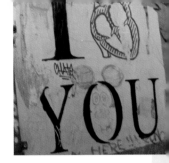

# CHAPITRE 12

# Médecins de la Terre

Une belle aventure : Biotopes. En santé humaine, il y a les généralistes et les spécialistes. On retrouve le même phénomène en santé de la Terre, où les généralistes sont les environnementalistes. Ces derniers s'entourent de spécialistes, dont les géographes, les géomaticiens et les biologistes.

C'est dans cette optique que Guy Garand, l'opiniâtre directeur du Conseil régional d'environnement de Laval, le CRE, a conçu et mené à terme une étude nommée Projet Biotopes, en collaboration avec la Communauté métropolitaine de Montréal. Ce projet est mené par les départements de géographie de deux universités montréalaises (Université de Montréal et Université du Québec à Montréal), ainsi que par l'Institut de recherche en biologie végétale. L'équipe réunie par Guy Garand reflète la nouvelle tendance scientifique en unissant cinq regards différents pour obtenir une vue d'ensemble d'un même phénomène. Et leur conclusion est implacable : les îlots de chaleur urbains sont directement liés à dévégétalisation urbaine[1].

---

1. Y. Baudoin et F. Cavayas. Projet Biotopes. *Évolution des occupations du sol, du couvert végétal et des îlots de chaleur sur le territoire de la Communauté métropolitaine de Montréal (1984-2005)*. Montréal : Département de géographie de l'Université de Montréal et Département de géographie de l'Université du Québec à Montréal. Janvier 2008.

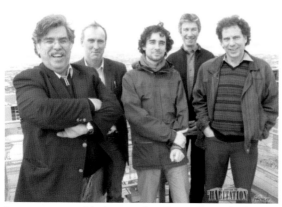

Les nouveaux «médecins sans frontières»: François Cavayas, professeur titulaire de géographie à l'UdeM; Yves Baudoin, directeur du Département de géographie de l'UQAM; Yann Vergriete, Ph.D. en botanique de l'Institut de recherche en biologie végétale; Guy Garand, environnementaliste et directeur du Conseil régional de l'environnement (CRE) de Laval; et Normand King, médecin épidémiologiste du Département de santé publique (DSP) de Montréal. L'approche: géomaticien, géographe, botaniste et médecin unis autour de l'environnementaliste. Les généralistes et les spécialistes de la Terre.

*Journal de l'habitation*

Ce sympathique quintette s'est donné comme mission d'étudier la cause des îlots de chaleur urbains en prenant de la distance, ou plutôt de l'élévation. Leur outil: le satellite *Landsat* V, qui scrute le sol canadien depuis plus de 25 ans. C'est le *Landsat* V qui leur a permis d'analyser et de comparer les relevés par satellite du Grand Montréal de 1985 à ceux de 2005. Ils ont aussi relevé plusieurs paramètres au sol par méthode quantitative, la donnée centrale étant la température au sol mesurée par thermographie.

Lorsque les météorologues ont découvert que les métropoles étaient beaucoup plus chaudes que leur voisinage, ils se sont interrogés et c'est alors qu'est apparu le concept d'îlots de chaleur urbain (ICU) ou *Urban Heat Islands*, qu'ils ont défini comme une zone urbaine où la température est significativement plus élevée que son entourage. En été, dans un îlot de chaleur, la différence de température peut atteindre de 10 à 15 degrés Celsius, et même jusqu'à 20 degrés. Ce phénomène est bien connu des pilotes de planeurs qui trouvent au-dessus des villes et des villages, des colonnes d'air chaud créant des vents ascendants qui peuvent les tenir indéfiniment en l'air et qu'ils appellent des «thermiques».

Cette différence de 10 à 15 degrés est énorme et cruciale pour plusieurs aspects de la santé. Les villes créent des microclimats et les mégapoles engendrent des changements climatiques à une échelle d'ordre météorologique. La chaleur en soi peut être un sérieux agresseur, surtout chez les Occidentaux dont l'organisme est déprogrammé pour affronter les rigueurs du climat. Les Touaregs et les Masaïs ont un sourire narquois lorsqu'ils voient débarquer des Blancs avec leurs kilos d'eau, parce que leurs thermostats de maison, de bureau et de voiture sont invariablement fixés entre 21 et 23 degrés. Le corps occidental est devenu si sensible aux variations climatiques qu'il en est vulnérable. Les coups de chaleur deviennent mortels, non seulement pour les gens âgés dont l'organisme est frêle et pour les gens porteurs d'une maladie chronique – particulièrement les maladies vasculaires –, mais aussi pour ceux qui souffrent de diabète et de maladies pulmonaires. Ces coups de chaleur menacent même les gens en bonne santé, quand ils ont perdu l'habitude des variations de température. On parle alors de «normothermie» pour désigner une température qui reste constamment normale.

Il y a une hypothèse, souvent vérifiée, voulant qu'un excès de «normothermie» contribue à l'obésité, car le corps maintiendrait mieux son poids idéal lorsqu'il doit affronter des variations, voire des rigueurs climatiques. Se réchauffer ou se rafraîchir brûle de l'énergie, donc de la graisse. À l'inverse, on grossit lorsqu'il y a un apport parfait et constant en chauffage ou climatisation aux combustibles fossiles. Le Nord-Américain ne va plus dehors et à peine 5% de toutes ses activités se font à l'extérieur. Les modes de construction et de transport permettent d'éviter le milieu extérieur, à tel point que nous n'y allons que pendant le vingtième de notre temps actif.

Les études en kinésiologie le prouvent: la même activité physique faite à l'extérieur brûle plus de calories que si elle est réalisée à l'intérieur, car on utilise une partie de l'activité pour réchauffer ou refroidir le corps, selon le cas. Nous avons hérité de ces magnifiques mécanismes physiologiques de millénaires d'évolution du vivant. Ils sont atrophiés chez le Nord-Américain moyen, qui ne brûle pratiquement plus de calories. On trouve maintenant une réelle signification physiologique à la classique demande parentale: «Va jouer dehors»!

Qui plus est, la chaleur potentialise la toxicité des polluants. Nous avons vu au chapitre 9 (*Cœur brûlant*) que la température hausse le taux d'ozone urbain, entre autres celui des radicaux oxydatifs, qui sont toxiques pour les poumons et les artères. Dans les villes d'Atlanta et de New York, on multiplie par six l'ozone au sol quand la température passe de 10 à 30 degrés Celsius. Autre surprise : à Helsinki, on a découvert que le nombre d'AVC mortels augmentait avec la pollution, mais – fait plus étrange encore – cet effet est significatif en été et non en hiver, du moins dans cette étude métropolitaine nordique. Plusieurs hypothèses expliquent ces différences : les gens vivent plus à l'extérieur en été et respirent donc plus d'air vicié extérieur, d'où plus d'AVC. Également, la chaleur accentue la toxicité de la pollution, comme cela s'est vu à Atlanta et à New York. Le temps chaud favorise la pénétration des particules fines dans les membranes pulmonaires et cela augmente d'autant la toxicité de ces particules.

Bref, la toxicité des polluants semble croître avec la chaleur, d'où la pertinence de déterminer les causes des îlots de chaleur urbains et de trouver les moyens d'y remédier. *Landsat V* sera le scanneur de mère Nature.

L'équipe du Projet Biotopes a comparé les données sur la région du Grand Montréal de 1985 et de 2005 et en est arrivée à un diagnostic tellement clair et catégorique qu'Yves Baudoin, directeur du Département de géographie de l'UQAM, a demandé à ses

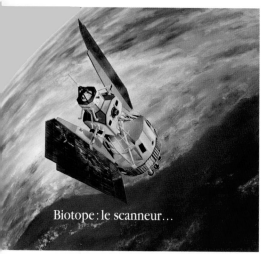

Biotope : le scanneur…

Le satellite *Landsat V*.
NASA

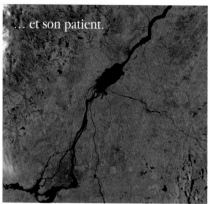

… et son patient.

La vallée du Saint-Laurent vue par *Landsat V*.
NASA

doctorants de refaire trois fois leurs calculs. Parmi tous les paramètres étudiés, le plus simple ressortait puissamment : si l'on coupe un arbre, la température du sol augmente. Si l'on rase un boisé, c'est un îlot de chaleur qui s'installe. Les îlots de chaleur sont apparus dans le Grand Montréal exactement aux endroits où l'on avait procédé à de la déforestation lors de développements immobiliers et routiers (figures 1 et 2).

### FIGURE 1

**Évolution thermique du territoire de la communauté du Montréal métropolitain entre 1984 et 2005**

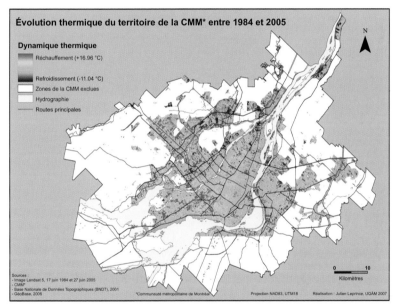

Note : Tendant vers le rouge : la température s'accroît. On parle alors de décalage vers le rouge, le «red shift» de l'environnement urbain.

Source : Y. Baudouin, J. Leprince et C. Perez C, 2007. *Représentations cartographiques de la Communauté métropolitaine de Montréal, Annexe 2 : Les îlots de chaleur (2005) et l'évolution thermique (1984-2005); Annexe 3 : L'indice de végétation (2005) et son évolution (1984-2005),* Réalisé pour le Conseil Régional de l'Environnement (CRE) de Laval, Département de Géographie, Université du Québec à Montréal

FIGURE 2

**Évolution du couvert végétal entre 1984 et 2005**

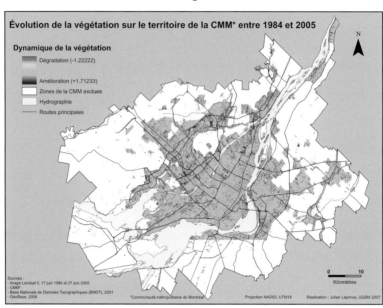

Note : Tendant vers le rouge, les zones les plus dévégétalisées. Rouge sur rouge, la superposition des deux graphiques est parfaite. Là où le vert disparaît, il y a dégradation.

Source : Y. Baudouin, J. Leprince et C. Perez. *Op. cit.*

En superposant les deux figures (cela est plus frappant lors d'une projection diapo), on constate que les zones de hausse de température correspondent exactement aux zones de coupe d'arbres. Dans le document, on fait une mise en garde : ces cartes « évolutives » ne localisent pas les îlots de chaleur, mais les endroits où il y a eu réchauffement au sol depuis 1984. Cependant, la carte des îlots de chaleur permet de voir que ces îlots correspondent aux zones densément bâties et minéralisées (figure 3).

## FIGURE 3

**Les îlots de chaleur urbains de Montréal en juin 2005**

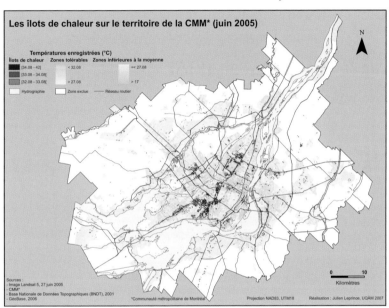

Note : Le centre-ville est sous-représenté (voir texte).

Source : Y. Baudouin, J. Leprince et C. Perez. *Op. cit.*

Les professeurs Baudoin et Cavayas apportent une nuance pour ce qui est de scruter les différents secteurs de Montréal : en effet, le centre-ville regorge de gratte-ciel, ce qui fait que les données ne sont pas conformes à la réalité, car ces gratte-ciel amènent d'immenses zones d'ombres qui faussent les relevés satellitaires. Pour établir une corrélation juste, il faudrait survoler la zone en avion avec les mêmes détecteurs. En revanche, on arrive à mesurer ces températures grâce à la science météorologique de base et les données au sol confirment depuis longtemps que les pires îlots de chaleur sont au centre-ville. Dans cette même zone du centre-ville, le taux de pollution est le plus élevé de toute la grande région montréalaise. Au centre-ville de Montréal, moins du tiers des journées ont un indice de qualité de l'air considéré comme «bon» (figure 4), ce qui représente le pire score du Québec[2].

## FIGURE 4
### Nombre de journées selon l'indice de qualité de l'air

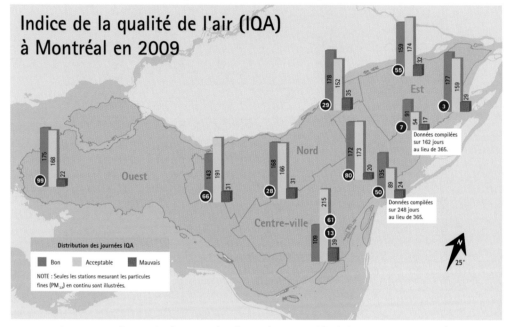

Note : Le taux de particules fines PM$_{2,5}$ dans l'atmosphère est qualifié de bon à moins de 30 µg/m$^3$, d'acceptable de 30 à 60 µg/m$^3$ et de mauvais à plus de 60 µg/m$^3$.

Source : Direction de l'environnement et du développement durable. Voir la note 2 ci-dessous

Le Réseau de surveillance de la qualité de l'air (RSQA) fournit dans son site Web des faits intéressants sur l'évolution de la pollution. Fort heureusement, on constate dans l'ensemble une baisse de la pollution (figure 5).

---

2. Direction de l'environnement et du développement durable. *Qualité de l'air à Montréal*. Réseau de surveillance de la qualité de l'air (RSQA), 2009. Site Web : www. rsqa.qc.ca

FIGURE 5

**Taux moyen de SO$_2$ et de NO$_2$ au centre-ville de Montréal**

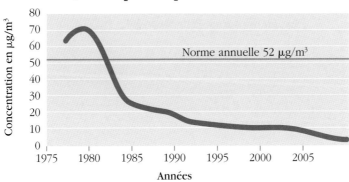

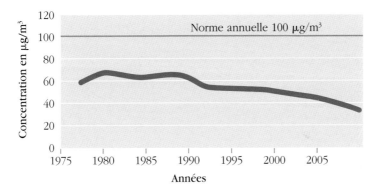

Source : Direction de l'environnement et du développement durable. Voir la note 2 à la page 142

Avec les connaissances physiologiques que nous avons aujourd'hui, les taux de pollution du Montréal des années soixante-dix nous donnent froid dans le dos (et on sait que ces taux étaient pires encore dans les années précédentes). Ces baisses de polluants pourraient en partie expliquer la baisse contemporaine de maladies coronariennes, heureux hasard cardioenvironnemental.

Par contre, on constate peu de progrès – sinon une stagnation – pour ce qui est des particules fines (PM$_{2,5}$) et l'on craint même une hausse de ces particules au cours des prochaines années, étant donné la croissance dans la région (figure 6).

FIGURE 6

**Taux moyen de particules fines (PM$_{2,5}$) dans les stations 66 et 13 de Montréal**

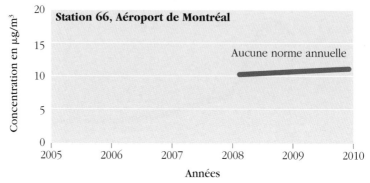

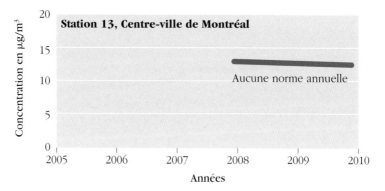

Source : Direction de l'environnement et du développement durable. Voir la note 2 à la page 142

Un autre gradient est-ouest apparaît : en suivant une ligne tracée d'ouest en est (de A à B), la température suit de façon inverse le niveau de verdure (figure 7).

Plus intéressant encore, on constate que des différences se manifestent dans des endroits situés à peu de distance les uns des autres. La figure 8 présente le relevé satellitaire d'un quartier de Montréal lors d'une belle journée de juin 2005 : le boisé est à 23 degrés, le golf à 27 degrés, une zone résidentielle faiblement végétalisée à 31 degrés et un complexe industriel totalement minéralisé à 40 degrés. Il y a 17 degrés de différence à moins de 500 mètres de distance.

FIGURE 7

**Du point A au point B: gradient thermique mesuré au sol**

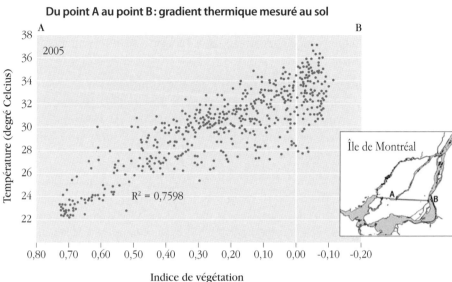

Indice de végétation

FIGURE 8

**Températures au sol à Ville Saint-Laurent, juin 2005**

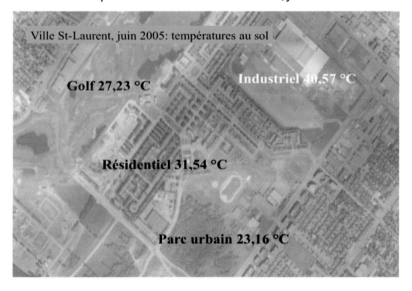

Situation plus dramatique encore et également issue des recherches de l'équipe du professeur Cavayas, la déforestation continue de l'île de Montréal s'accroît :

*Depuis les années soixante, les boisés à l'intérieur des zones vouées à l'urbanisation sont en constante diminution. Ainsi de 25% qu'ils occupaient en 1965, ils couvraient moins de 15% en 1995 et leur superficie continue à diminuer jusqu'à nos jours à un rythme qui se situe environ à 7 km²/an.*

Selon leurs analyses, 18% des boisés ont disparu du territoire entre 1998 et 2005 : «Il est encore temps d'agir pour préserver les forêts intactes, car elles sont dans la mire des spéculateurs», estime-t-il[3]. Rien ne vaut les satellites pour donner un diagnostic juste de la situation, dans l'espace et dans le temps. On appelle cette science la géomatique.

## Le volcan qui dort

Cette perte sèche du vert urbain potentialise la puissance à venir des îlots de chaleur, véritables fournaises et volcans urbains en gestation, car ces îlots sont d'excellentes sources d'ozone et de potentialisateurs de polluants. Le coup de semonce a été tiré lors de la canicule d'août 2003 qui a tué 70 000 Européens, mortalité concentrée en milieu urbain et dense.

Erich Fischer et Christoph Schär, deux climatologues suisses de l'École polytechnique fédérale de Lausanne, ont établi les inquiétantes projections suivantes : à Paris, entre 1961 et 1990, la moyenne de jours de canicule était de 1,5 par année ; ce chiffre passera à 13 par an en 2021-2050, puis à 20,5 par an en 2071-2100. Pour les régions méditerranéennes, on parle de 41 journées de canicule par an, soit dix fois plus qu'aujourd'hui[4]. Les climatologues précisent que cette étude

---

3. «Montréal se réchauffe dangereusement! L'équipe de François Cavayas démontre que l'urbanisation s'intensifie à Montréal». *Forum*, 10 mars 2008.
4. E.M. Fischer et C. Schär. «Consistent geographical patterns of changes in high-impact European heatwaves». *Nature Geoscience,* 2010, 3: 398-403.

pourrait même sous-estimer le risque sanitaire, puisque ces modèles ne tiennent pas compte de l'effet des îlots de chaleur, même s'ils amplifient localement la hausse des températures. Il faudrait refaire la même étude pour le milieu nord-américain, en y incluant les projections pour îlots de chaleur en milieu urbain. Il y a beaucoup à apprendre en cardiologie environnementale.

Sur le plan international, on a si bien accepté le constat des îlots de chaleur urbains et si bien assimilé leur problématique que plusieurs métropoles ont renversé le processus de déforestation et plantent intensivement des arbres pour protéger leurs populations des effets caniculaires et polluants qui sont en hausse. Les usages sont multiples : rafraîchir un quartier, stabiliser des sols et des berges, protéger des inondations ou des tempêtes de sable, capter du $CO_2$ et des particules polluantes. Ainsi, les Villes de Beijing, de Los Angeles, de New York et de Paris ont entrepris des programmes massifs de revégétalisation et on y plante des millions d'arbres pour ramener la nature dans la ville.

## Effondrement

L'histoire abonde en mystérieux cas de civilisations disparues. L'île de Pâques et les cités mayas en sont des exemples qui frappent l'imagination. La légende de l'Atlantide représente l'un des grands fantasmes de l'Humanité et condense nos appréhensions devant la perspective de perdre une cité entière et même une civilisation.

Les grands temples d'Angkor Vat, au Cambodge, et de Chichen Iza, au Mexique, en sont à une étape de plus. L'homme disparu, le végétal a repris tranquillement sa place et a revitalisé la région, tout comme les flancs du mont Saint Helens ressuscitent après l'éruption de 1982.

Par ailleurs, les recherches permettent d'éclaircir quelque peu le mystère de Caracol, cette cité maya de 140 000 habitants qui était à son apogée vers l'an 650 de notre ère et qui a été engloutie par la jungle. Encore ici, la photo aérienne et les nouvelles technologies permettent de prendre du recul. Par imagerie au laser aérien, on distingue à travers la jungle l'étendue de ces cités disparues et cela permet d'imaginer leur splendeur d'antan.

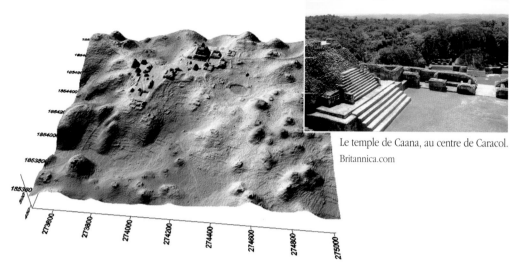

Le temple de Caana, au centre de Caracol.
Britannica.com

Le site complet de Caracol, vu par laser aérien, où l'on discerne les structures
au sol sous le couvert végétal.
Caracol.us

Jared Diamond, professeur de géographie à l'Université de Los
Angeles (UCLA), apporte une brillante explication à ces extinctions de
civilisations. Diplômé de l'Université Harvard en 1958, il remet en 1961 sa
thèse en physiologie à l'Université de Cambridge. Il est ensuite nommé,
en 1966, professeur de physiologie à l'UCLA Medical School (École de
médecine de l'Université de Californie à Los Angeles). Il commence alors
une seconde carrière de biologiste en étudiant l'écologie et l'évolution
des oiseaux de Nouvelle-Guinée. À partir de la fin des années 1980,
il s'intéresse à l'histoire de l'environnement et devient professeur de
géographie à l'UCLA, poste qu'il occupe encore.

On voit ici l'«évolution» d'un physiologiste des animaux qui tente
aujourd'hui de comprendre la «physiologie» de l'environnement. Partant
du comportement de l'oiseau, il s'est intéressé à son environnement et a
fini par englober l'ensemble de l'humanité dans sa compréhension.

Dans son livre *Effondrement*[5], Diamond fait une éblouissante démonstration des points qui sont communs à tous les déclins de cités légendaires. À partir de dizaines d'exemples pris dans le monde et sur des siècles, Diamond démontre que la déchéance survient notamment au moment où l'on procède à la déforestation des lieux qui entourent ces îles et ces villes. Faute de ressources forestières et naturelles, des civilisations se flétrissent et disparaissent. À l'opposé, l'auteur tire les leçons de sociétés qui ont survécu, leçons d'actualité pour nos gouvernements.

Les cités modernes ont plus de moyens technologiques pour maintenir leur approvisionnement. Ainsi, la Ville de New York pose un défi monumental, celui de fournir en eau dix millions de personnes. Cette eau, qui provient des lacs purs des monts Catskill, à des dizaines de kilomètres, est acheminée par des aqueducs géants. C'est le plus grand apport en eau non filtrée aux États-Unis, l'eau étant purifiée par les micro-organismes et la végétation lors de son passage dans le sol des Catskill. Sans ce bassin naturel d'eau pure, la Ville devrait construire une usine d'épuration au coût estimé à 4 milliards de dollars. L'État de New York a dû protéger ces lacs qui commençaient à se ressentir de la pollution. On a alors établi une réglementation pour assurer la protection complète des forêts entourant les lacs, incluant une réglementation sévère sur les pluies acides qui provenaient des usines au charbon des États situés à l'ouest et qui intoxiquaient ces lacs. Encore le vent d'ouest! Depuis 1997, l'État de New York a acheté autour de ces lacs 70 000 acres de forêts (280 km²) pour soustraire ces régions à toute influence industrielle. À New York, la santé publique dépend directement de la protection de ces espaces naturels.

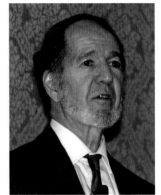

Jared Diamond, professeur de géographie à Université de Californie à Los Angeles (UCLA) et auteur de nombreuses publications scientifiques qui lui ont valu en 1999 la National Medal of Science. Il est surtout connu pour ses ouvrages de vulgarisation scientifique : *De l'inégalité parmi les sociétés* (prix Pulitzer 1998) et *Effondrement*.

groenbouwen.worldpress.com

---

5. Jared Diamond. *Effondrement. Comment les sociétés décident de leur disparition ou de leur survie.* Paris : Gallimard, 2006.

Depuis que plus de la moitié de la population réside dans des villes, l'humanité a franchi un cap historique. Avec le modèle cardioenvironnemental et l'effet des gaz à effet de serre (GES) sur les changements climatiques, un nouveau regard sur l'urbanisme se développe. Une nouvelle génération de développeurs se profile : les barons Haussmann de l'environnement[6].

---

6. On doit à Haussmann la restructuration au XIXe siècle des grandes perspectives et boulevards de Paris, qui avait eu un développement anarchique et incontrôlé au cours des siècles, aboutissant à une mégapole désordonnée et ingérable. Même s'il fut décrié en raison de la démolition massive d'immeubles, tous reconnaissent aujourd'hui la beauté et l'harmonie de l'urbanisme parisien, exemple repris pour nombre de cités, dont Washington.

## Île de Pâques : la controverse ne porte pas que sur les statues

Une exposition grand public portant sur l'île de Pâques et tenue à l'automne 2010 à Montréal présente la vignette suivante :

*«Selon une théorie largement diffusée, les Rapanui auraient eux-mêmes coupé et brûlé tous les arbres de l'Île de Pâques. Une vision farfelue, selon des spécialistes (Note de l'auteur: lesquels?). Il est illogique de supposer que les Rapanui, qui vénéraient les esprits présents en toute chose et qui étaient dotés d'une vive intelligence, aient éliminé le bois qui leur permettait de construire des bateaux pour la pêche ou pour quitter l'île au besoin... La disparition des arbres tiendrait plutôt à un changement climatique dû à une activité particulièrement intense du phénomène El Nino. Ce réchauffement occasionnel des eaux du Pacifique Sud entraîne une hausse des températures et, parfois, cette sécheresse que redoutent tant les Polynésiens – et qui, au $17^{ème}$ siècle, serait venu à bout de la forêt de Rapa Nui, d'autant que plusieurs arbres et arbustes se trouvaient à l'extrême limite sud de leur aire de distribution\*.»*

D'autres estiment que ce sont les rats, débarqués avec les navires européens, qui auraient mis à mal les semences des arbres, les empêchant de se reproduire. Enfin, au 19ᵉ siècle, des dizaines de milliers de moutons, introduits pour l'élevage, auraient achevé de tondre plaines et collines.

La première entité à douter de la science est la science elle-même. Dans ces confrontations de spécialistes, ces théories ne s'excluent pas mutuellement, d'autant que chacune réapparaît régulièrement avec de nouveaux arguments en sa faveur. Toutefois, dans l'argumentaire de Jared Diamond, l'île de Pâques est un exemple de déforestation humaine parmi des dizaines d'autres. L'île d'Haïti vit une déforestation dramatique, passant de 60 % de terres boisées au début du siècle à moins de 2 % aujourd'hui. Avec ou sans El Nino.

---

\* *Île de Pâques, le grand voyage.* Pointe-à-Callière, musée d'archéologie et d'histoire de Montréal, 2010.

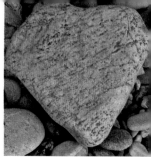

# CHAPITRE 13

# Recherché : un baron Hausmann de l'urbanisme «éco_nomique»

C ourrier courroucé de lecteurs de *La Presse*, le 18 août 2009 : «Les entrepreneurs arrachent des arbres, alors que nous nous esquintons à toutes sortes de gestes environnementaux.»

Ces gens témoignent de leur désarroi devant la disparition d'arbres matures lors de projets de construction. Parfois, devant la grogne populaire et sans trop d'effort, on promet une certaine revégétalisation, sauvant la bonne conscience. Devant la stratégie qui consiste à «couper puis replanter», le docteur Pierre Gosselin émet des réserves. Ce médecin expert en biorisques de l'Institut national de santé publique du Québec (INSPQ) rappelle qu'il faut au moins 20 ans, sinon 40, avant qu'un arbre planté ait les mérites d'un arbre mature. Certains vont plus loin, comme Francis Hallé, auteur du très bel ouvrage *Plaidoyer pour l'arbre*. Selon lui, une forêt secondaire a besoin de sept siècles pour revenir à l'état primaire, c'est-à-dire pour retrouver un état totalement équilibré et durable.

Et les citoyens de poser la question : y a-t-il moyen de construire en préservant la nature généreuse qui existe déjà sur place? Devant la désertification urbaine qui s'accroît, il faudrait tirer une leçon des villes qui ont subi les effets négatifs de la minéralisation et considérer comme vitaux les environnements natifs.

*Il faudrait construire les villes à la campagne. L'air y est tellement plus pur.*

Alphonse Allais

## Le cœur de la cité

Sur le plan cardiovasculaire, les objectifs recherchés en milieu urbain sont :

- Déplacements actifs agréables, faciles et commodes, visant 10 000 pas par jour[1].

- Proximité et efficacité du transport en commun.

- Harmonisation du transport en commun et du transport actif, incluant le vélo.

- Réduction du bruit et recherche du calme.

- Réduction des gaz à effet de serre.

- Réduction des poussières et particules en suspension.

- Réduction des polluants aériens, en particulier $PM_{2,5}$ et $PM_{0,1}$, CO, $NO_2$, $SO_2$.

- Milieu vert optimisé visant l'élimination des îlots de chaleur urbains.

- Restauration des trames bleues et vertes en relation avec la biodiversité régionale.

- Offre alimentaire adéquate, attirante et accessible.

---

1. Catrine Tudor-Locke et David R. Bassett Jr. «How many steps per day are enough? Preliminary pedometer indices for public health». *Sports Medicine,* 2004, 34 (1) : 1-8.

## De Andersen à Villadsen

Pour le cardiologue, le Danemark est (encore!) une source d'inspiration. En 2002, sous la direction du cardiologue d'intervention et chercheur principal Henning Rud Andersen, l'étude DANAMI 2 jetait les bases modernes du traitement de l'infarctus. Il s'agissait de mettre les hôpitaux régionaux en réseau avec les centres de cathétérisme cardiaque pour leur transférer en urgence les patients en infarctus et ouvrir le plus rapidement possible l'artère coupable. L'étude a démontré que de cette manière les patients référés pour dilatation et stent, comparés à ceux recevant une fibrinolyse, avaient une meilleure évolution et moins de complications. Cette approche a aussi démontré sa durabilité : en mars 2010, huit ans après le début de l'étude, la revue *Circulation* relatait que les patients traités par dilatation et stent avaient 22% moins de mortalité que ceux traités par la méthode classique. En moins de 20 ans, la cardiologie d'intervention a révolutionné l'espérance et la qualité de vie des patients cardiaques.

Henning Rud Andersen est devenu une célébrité mondiale après avoir présenté son étude au congrès 2002 de l'American College of Cardiology. Il a inspiré le monde entier avec la restructuration et le réseautage de centres de cardiologie.

Un autre Danois devint une source d'inspiration pour la cardiologie, mais cette fois pour la cardiologie environnementale. Il s'agit de Kristian Villadsen, un jeune architecte membre de la firme Gehl Architects de Copenhague qui a participé à un colloque d'urbanisme à Montréal pendant l'été 2010. La firme dont il fait partie est en train de révolutionner l'urbanisme en replaçant les humains et leurs activités au cœur même de la conception des villes. Leur concept est si attrayant que Beijing et New York font maintenant appel à leurs services[2].

Quels sont les préceptes des membres de Gehl, ces architectes à l'œil neuf? D'abord, il est intéressant de constater que chez Gehl, on

---

2. Gehl Architects. Site Web : www.gehlarchitects.com

ne se définit pas comme des «entrepreneurs», mais bien comme des «consultants en qualité urbaine»[3].

La philosophie de Gehl:

*La firme Gehl Architects a développé une méthode de travail unique, qui considère les besoins des gens comme les vecteurs principaux du processus de planification urbaine. La recherche du bien-être est le fondement même du développement stratégique et du design. Quand nous préparons un travail, nous utilisons la méthode mise de l'avant par le professeur Jan Gehl, qui valorise une revue du terrain et diverses techniques de cartographie afin de découvrir la manière dont les gens utilisent les zones urbaines.*

*Quand nous proposons des concepts, nous formulons d'abord une vision et un programme complet d'activités selon le genre de vie propre à un quartier donné, avec ses activités et ses attractions. L'étape suivante consiste à développer un réseau de lieux publics qui puisse soutenir cette vision d'une vie collective, en nous basant à la fois sur les dimensions des lieux, leur forme et le climat ambiant. Enfin, nous imaginons la manière dont les immeubles peuvent rejoindre nos aspirations à la vie publique par leur hauteur, leur masse et leurs proportions, autant que par leurs capacités à jouer un rôle convivial, selon les usages proposés et leur interaction avec le public.* (Notre traduction.)

Priorité à l'humain sur l'immeuble et la bagnole. Le sentiment de bien-être reprend ses droits et devient plus important que la hauteur des gratte-ciel et la gloire de la grosse cylindrée qui fait 0-100 km/h en cinq secondes, autant de phénomènes qui, à la réflexion, s'avèrent des coups d'ego non seulement futiles, mais néfastes.

---

3. Jan Gehl. *Cities for People*. Washington: Island Press, 2010.

La firme d'aménagement urbain Gehl met donc de l'avant une pensée moderne qui consiste à aménager l'environnement en valorisant le bien-être des résidents, dans une vision holistique de la ville, vision adaptée au sol où l'on bâtit (figure 1).

### FIGURE 1
**Projet de quartier pour Dublin, Irlande**

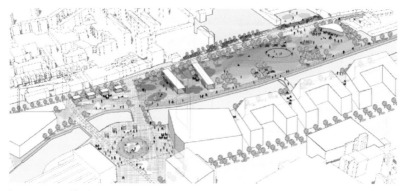

Source : www.gehlarchitects.com

Voici comment se résume leur ligne directrice :

*La recherche du bien-être collectif pose les fondements de notre planification stratégique et de nos concepts : **d'abord la vie, puis les espaces et, pour finir, les immeubles**. La firme d'architectes Gehl cherche à créer des environnements durables et à promouvoir un mode de vie holistique. Notre approche du design va au-delà de l'usage de matériaux durables, et elle favorise la marche, le vélo et les transports alternatifs.* (Notre traduction.)

Les activités humaines et la géographie des lieux sont les prémisses des projets. La figure 2 démontre cette approche.

## FIGURE 2
### Projet de quartier pour Kavlingue, en Suède

Lignes directrices d'aménagement

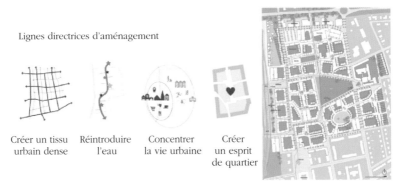

Créer un tissu urbain dense    Réintroduire l'eau    Concentrer la vie urbaine    Créer un esprit de quartier

Note : Les priorités sont dictées par la relation humain-environnement.

Source : www.gehlarchitects.com

Une étape plus loin : ériger un quartier en se moulant à l'environnement préexistant. Historiquement, ce fut le parti pris de Londres. Probablement dans la pure tradition du jardin anglais, la cité s'est construite en protégeant le tracé naturel de ses cours d'eau, au lieu de les combler et de les remblayer. La géographie naturelle ayant déjà équilibré les irrigations et les drainages dans la région, les Londoniens ont respecté leur tracé naturel. Aujourd'hui, on redéfinit la « City » à partir de nouvelles priorités : cyclisme, marche, places ouvertes, bandes vertes, biodiversité. On s'oppose également à des constructions isolées et incongrues qui ne s'harmonisent pas avec l'ensemble du milieu[4].

Aux Pays-Bas, où plusieurs villes sont reconnues d'avant-garde en développement durable, on intègre à la nature des constructions de hautes technologies. Le groupe Philips a installé des usines *high-tech* dans le parc industriel de la ville d'Eindhoven en Hollande, qu'on appelle le Campus des hautes technologies. Plus de 70 entreprises et

---

4. «Towards a green strategy». Texte sur le Web : www.gardenvisit.com/blog/category/ landscape-architecture/london-urban design/

instituts de recherche s'y sont établis. L'endroit regroupe un mélange dynamique de petites, de moyennes et de grandes entreprises techno-logiques spécialisées en environnements intelligents, en systèmes microélectroniques pour la médecine, ainsi que dans les domaines de la santé, du bien-être et du développement personnel.

Ce qui distingue ce technoparc, c'est l'intégration optimale des bâtiments de haute technologie dans les milieux humides et boisés, et son objectif d'atteindre le zéro carbone. Le campus a investi plus de 50 millions d'euros dans des mesures visant à faire du développement durable : paysage naturel, matériaux écologiques, gestion des eaux, recyclage, économie d'énergie et réduction des émissions de $CO_2$ (figures 3 et 4).

Adopter une vision d'ensemble, voilà ce qui caractérise la nouvelle façon d'envisager la ville. Au lieu d'avoir une multitude de lopins privés où tout s'érige dans l'anarchie, on donne le ton par l'entremise d'un plan structuré. Est-ce nouveau ? Pas du tout. Il s'agit en fait d'un retour vers l'urbanisme qui a eu cours pendant des millénaires dans les cités antiques et monarchiques, quand un tyran donnait ses directives pour ériger la Cité. Si le tyran était « éclairé », tels Périclès ou Haussmann, on voyait naître des chefs-d'œuvre urbanistiques, comme l'Acropole d'Athènes ou les perspectives de Paris. Lorsque tout est laissé au libre arbitre de tout un chacun, il en résulte des artères comme le boulevard Taschereau à Longueuil ou le boulevard des Laurentides à Laval, laideurs urbanistiques déplorées collectivement et malsaines à plusieurs égards.

Existe-t-il d'autres modèles urbanistiques qui concilient agrément de vie, transports actifs, commodités modernes et développement durable ? Un exemple inattendu : Disneyland.

Née de la vision d'un homme, Disneyland rejoint plusieurs des prémisses d'un bon modèle urbanistique. En périphérie, un vaste réseau de transport relie Disneyland au reste du pays. En ceinture, on trouve des habitations de villégiateurs et de travailleurs. Entre les résidences et le cœur urbain, un réseau de transport en commun vaste et très efficace – monorail, autobus, bateau, train et tramway – fait en sorte que le

### FIGURE 3
**Le campus technologique de la ville d'Eindhoven, aux Pays-Bas**

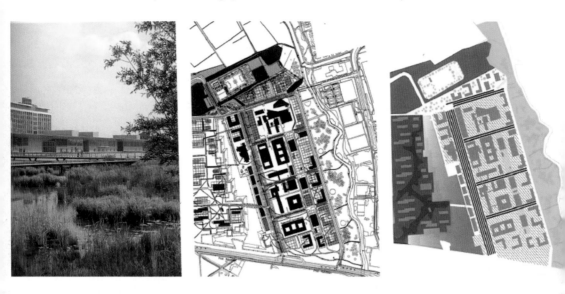

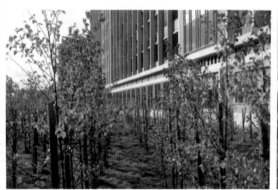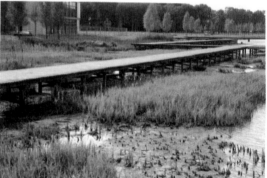

Concept et plan d'ensemble : Inbo Architecten, JHK Architecten. Paysage : Juurlink + Geluk.

## FIGURE 4
**Une usine de haute technologie qui protège les milieux humides**

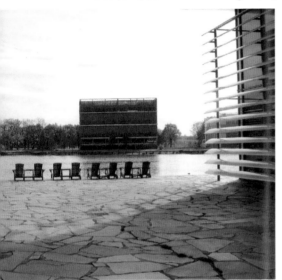
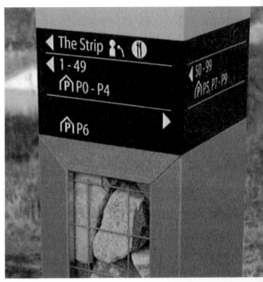
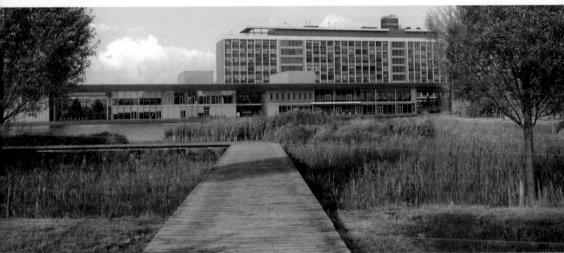

Concept et plan d'ensemble : Inbo Architecten, JHK Architecten. Paysage : Juurlink + Geluk.

centre-ville, au milieu, est piétonnier, vivant et animé, les attractions côtoyant les places publiques, les aires culturelles et les salles de spectacles, ainsi que les aires de restauration et de repos. Des dizaines de milliers de personnes s'y ruent tous les matins sans embouteillage et dans la bonne humeur. La végétation est largement préservée et les espaces généreusement verts. Seule une ligne directrice forte a permis d'atteindre une telle cohésion.

Autre exemple d'urbanisme moderne : la ville de Mont-Tremblant au Québec. Centre de ski international, le village de Tremblant a été restructuré par une entreprise qui a adopté la recette «Disney» : un centre-ville piétonnier aux multiples intérêts est ceinturé d'habitations avec accès aux circuits de plein air et de parcs de stationnement en périphérie. Encore une fois, il fallait une direction globale pour obtenir cette harmonie.

À Montréal, trois projets novateurs et intégrés cheminent dans le même sens : le Technoparc Montréal de ville Saint-Laurent, le projet Petite-Rivière de Verdun et la Cité universitaire d'Outremont.

## Technoparc Montréal : l'Écocampus

Le Technoparc Montréal à ville Saint-Laurent se développe avec une équipe multidisciplinaire qui veille à tous les aspects de l'urbanité durable[5]. On y vise le zéro carbone, des circuits piétonniers agréables et le respect de la biodiversité : protection des milieux humides et des ruisseaux, boisés avec intégration dans un réseau régional de trames bleues et vertes, immeubles ultramodernes conçus pour préserver l'énergie et l'écoefficience, passages verts et aires de vie vertes. Il s'agira d'un complexe de haute technologie en milieu naturel, destiné à attirer les cerveaux du monde entier (figures 5 et 6).

On peut déjà voir les premiers jets du projet avec des centres de haute technologie de Bombardier, Pfizer ou Merck, qui voisinent un barrage de castor (!), au centre de Montréal et tout près de l'aéroport international.

---

5. Technoparc Montréal. Site Web : www.technoparc.com/accueil.html

## FIGURE 5
### Le Technoparc, au nord de l'aéroport de Dorval

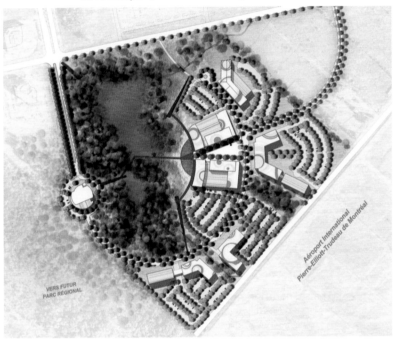

Technoparc Montréal

## FIGURE 6
### Le projet d'Écocampus du Technoparc de ville Saint-Laurent : la haute technologie verte

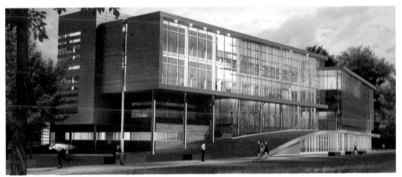

Technoparc Montréal

Les designers de l'Écocampus l'ont conçu en respectant la trame naturelle du terrain et du milieu humide, s'en servant comme alliés au maintien de la qualité de l'eau et de l'air. L'approche des nouveaux «Baron Haussmann» de l'économie vise à tirer parti des puissances du milieu plutôt que de l'antagoniser (figures 7 et 8).

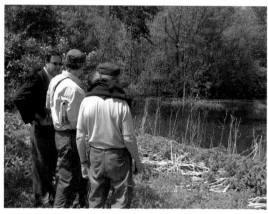

Mario Monette, PDG de Technoparc Montréal et Claude Thiffault, conseiller en aménagement de la Ville de Montréal, faisant visiter le barrage de castor à Hubert Reeves, à quelques minutes de marche du centre scientifique et de l'aéroport international de Montréal.

FIGURE 7

**Respect du milieu naturel pour tirer les lignes majeures du développement d'un milieu industriel haut de gamme**

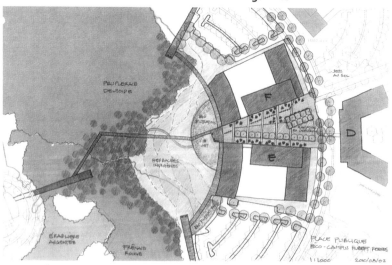

Source : Technoparc Montréal

## FIGURE 8
### Les abords de l'Écocampus

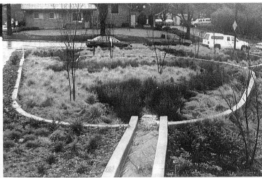

RÉTENTION/FILTRATION DES EAUX

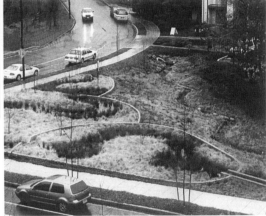

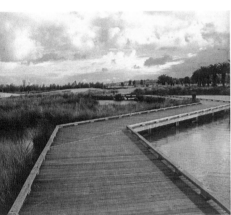

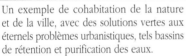

Un exemple de cohabitation de la nature et de la ville, avec des solutions vertes aux éternels problèmes urbanistiques, tels bassins de rétention et purification des eaux.

Technoparc Montréal

## Le projet Petite-Rivière

Autre projet urbain à visée environnementale : le projet Petite-Rivière, qui reprend le terrain d'un golf délabré pour y restaurer la biodiversité dans les milieux boisés et humides et pour y intégrer 1 500 habitations. C'est le premier projet domiciliaire montréalais visant à restaurer et à intégrer ainsi un milieu. On a sollicité une vaste équipe multidisciplinaire pour trouver les meilleures solutions urbaines aux problèmes environnementaux.

Ce projet, relevant autrefois de l'utopie, vise à créer en pleine ville un rapport harmonieux entre le bâti et les espaces verts. On veut créer un milieu capable d'assurer les commodités de la ville tout en intégrant intensivement la végétation pour obtenir un milieu agréable, des boisés isolants, une fraîcheur citadine, des aires de marches et d'activités, ainsi que la proximité de tous les services, que l'on peut toujours atteindre à pied (figures 9 et 10).

## FIGURE 9
### Le projet Petite-Rivière

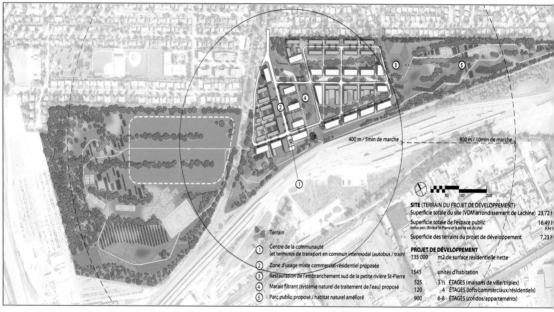

Le projet Petite-Rivière : reconversion d'un ancien golf délabré en milieu de vie durable avec restauration de la biodiversité.

Source : L'ŒUF – Pearl, Poddubiuk et associés, architectes s.e.n.c. en collaboration avec BNIM architects et NIP paysage

**Au cœur de la ville, harmonisation de la nature et de l'urbanité**

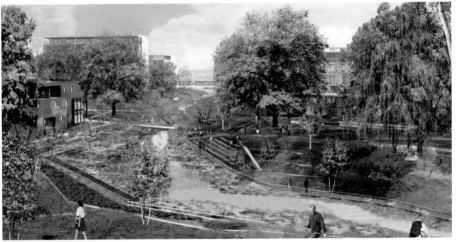

Source : L'Œuf – Pearl, Poddubiuk et associés

## Campus Outremont de l'Université de Montréal

Encore à l'état d'ébauche sur papier, le projet d'extension de l'Université de Montréal à la gare de triage Outremont a été salué par un prix national d'urbanisme[6]. Le but de l'Université de Montréal consiste à créer une cité universitaire orientée vers les besoins des villes de demain. Cette « cité-éprouvette » se veut une application de toutes les sciences et compétences universitaires dans l'érection d'un complexe urbain optimal (figures 11 et 12).

On y recherche une densité verte, du transport actif, un taux faible de pollution, la proximité de stations de métro et de trains de banlieue, des exemples de géothermie, des toits verts, des édifices à zéro carbone, l'intégration de la trame urbaine et l'interaction optimisée des partenaires professionnels.

---

6. Site Web : www.umontreal.ca/grandsprojets/outremont/projet/index.html

FIGURE 11

## FIGURE 11
### Le campus Outremont de l'Université de Montréal

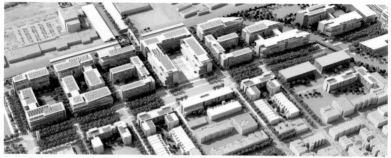

Une cité universitaire tournée vers l'urbanité future.

## FIGURE 12
### Projection virtuelle du campus Outremont de l'Université de Montréal

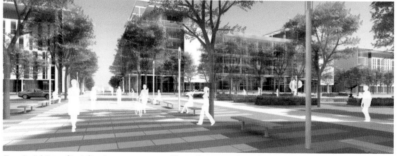

Proximité interdisciplinaire, transport actif, verdure et calme dominent.

Université de Montréal

En 2009, le provost et vice-recteur aux affaires académiques, M. Jacques Frémont, a donné le mandat à la direction de la Faculté des arts et des sciences (FAS) de réfléchir, conjointement avec la direction de la Faculté de l'aménagement (FAME), à la mise en place d'un institut qui se consacrerait à la formation et à la recherche dans le domaine de l'environnement et du développement durable à l'Université de Montréal et dans ses écoles affiliées, Polytechnique et Hautes études commerciales (HÉC)[7].

---

7. Site Web : www.griedd.umontreal.ca

L'Institut de l'environnement et du développement durable (IEDD) aurait pour mission première de fédérer les activités de recherche et de formation dans ce domaine à l'Université et de se constituer en vitrine publique pour les travaux des chercheurs. Un tel projet répondrait au souhait exprimé à maintes reprises par les professeurs et chercheurs de plusieurs départements et facultés de voir l'université prendre une place croissante en enseignement et en recherche dans le domaine de l'environnement et du développement durable. Pour le projet du campus Outremont, véritable laboratoire urbain, plus de quarante experts de toutes les facultés veilleront à atteindre les objectifs, tant en santé qu'en environnement.

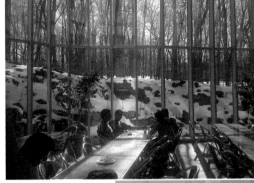

## Paris : le groupe hospitalier Pitié-Salpêtrière

De tels complexes existent ailleurs et depuis longtemps : avec ses 2 400 lits, l'Hôpital de la Pitié-Salpêtrière à Paris s'enorgueillit d'être le plus grand hôpital d'Europe. Il évolue depuis cinq siècles sur le même vaste site de plus de 30 hectares : un Disneyland médical. Les

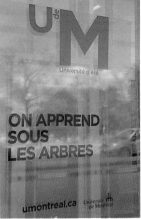

HÉC de l'Université de Montréal.

bâtiments ultramodernes de son Institut de cardiologie et de son Pavillon Babinski de neurologie sont implantés dans de grands espaces verts. Au milieu des bâtiments historiques, la grandeur du site a permis au fil des siècles d'ajouter de nouveaux pavillons et des centres de recherche, ainsi qu'une faculté de médecine. Un enracinement de cinq siècles sur un tel site permet à ce groupe hospitalier d'évoluer selon les besoins de la médecine et de l'environnement et d'être desservi par deux lignes de chemin de fer et trois métros.

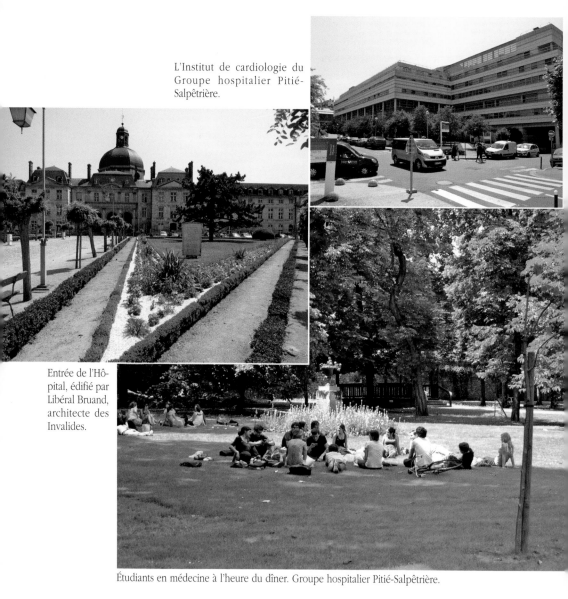

L'Institut de cardiologie du Groupe hospitalier Pitié-Salpêtrière.

Entrée de l'Hôpital, édifié par Libéral Bruand, architecte des Invalides.

Étudiants en médecine à l'heure du dîner. Groupe hospitalier Pitié-Salpêtrière.

Certains exemples de rajeunissement sont probants. Ainsi en est-il, à Montréal, de la réfection de l'intersection des avenues des Pins et du Parc, beau symbole de potentiel urbanistique.

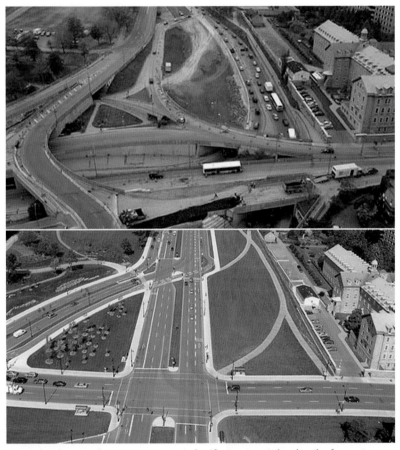

Montréal : échangeur des Pins, avant et après la réfection. Les viaducs hostiles font maintenant place à un boulevard urbain qui favorise la végétation ainsi que l'appropriation du quartier par les piétons et les cyclistes. Autre conséquence : la circulation automobile est nettement plus fluide, l'opération ayant éliminé les bouchons – quasi constants autrefois – et diminué la surface minérale, ce qui a beaucoup atténué un îlot de chaleur urbain.

Guillaume St-Jean, Spacingmontreal.ca

## La Journée de l'Arbre

Depuis 2007 à la Cité de la santé de Laval, le personnel médical, infirmier et technique célèbre la Journée de l'Arbre qui se déroule pendant la Semaine de la Santé. Lors de cette journée à thème santé et environnement, les médecins, les infirmières et le personnel plantent bénévolement des centaines d'arbres dans les différents points de service du Centre de santé et de services sociaux (CSSS). Une nouvelle phase en 2010: «On s'enracine dans notre milieu»: le CSSS de Laval ouvre la Journée de l'Arbre aux organismes communautaires qu'il dessert. La Journée de l'Arbre s'est étendue aux centres de la petite enfance, aux centres de soins de longue durée et de soins palliatifs afin d'y améliorer la qualité de vie et d'environnement, parmi d'autres activités visant la réduction de l'empreinte écologique des établissements.

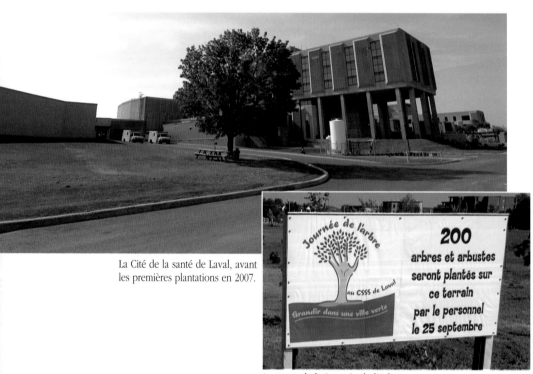

La Cité de la santé de Laval, avant les premières plantations en 2007.

Annonce de la Journée de l'Arbre.

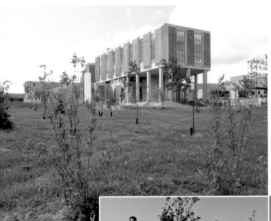

Le personnel de la Cité de la santé de Laval soigne la Terre et s'enracine dans son milieu.

Michel Brosseau, Cité de la santé de Laval

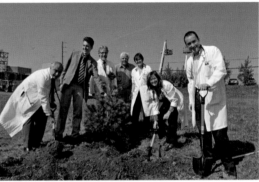

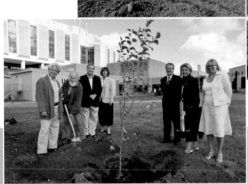

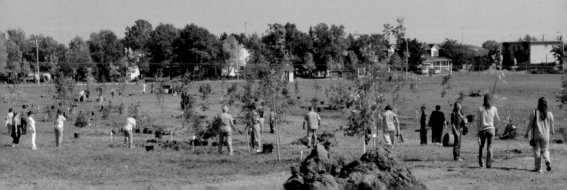

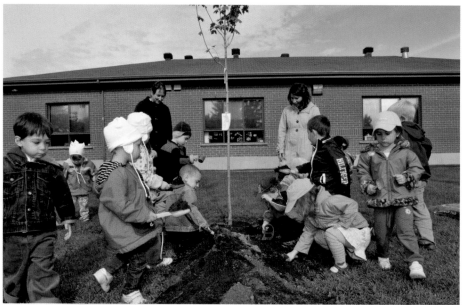

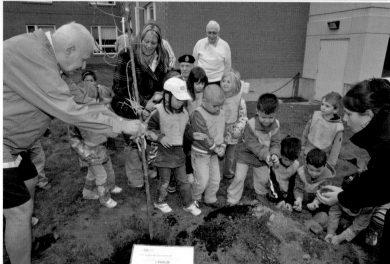

En 2010, les centres de la petite enfance accueillent la Journée de l'Arbre.

Michel Brosseau, Cité de la santé de Laval

## La région rurale se revitalise

Il n'y a pas que l'urbanité qui souffre de la déforestation. Marcel Lebœuf, populaire comédien du Québec, consacre temps et énergie à reboiser les régions rurales qui ont souffert d'une déforestation massive au prix de la perte de la qualité de leur écosystème. Il a créé la Fiducie de recherche sur la Forêt[*], avec Benoit Truax, Ph.D. en sciences de l'environnement, et Daniel Gagnon, professeur titulaire en écologie végétale à l'UQAM. Ceux-ci s'impliquent sur les terres des producteurs agricoles et reboisent et revitalisent les segments névralgiques de leur domaine, en particulier les berges des cours d'eau.

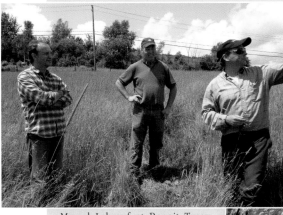

Marcel Lebœuf et Benoit Truax, discutant avec un producteur agricole de l'Estrie de l'évolution du reboisement mis en œuvre sur son domaine.

Benoit Truax, dans une des réalisations de la Fiducie de recherche sur la Forêt: un ruisseau de terre agricole, autrefois dénudé et appauvri, aujourd'hui bordé de végétation, oxygéné, purifié et poissonneux. Moins d'érosion, stabilisation des crues et eau pure pour le bétail.

[*] http://www.frfce.qc.ca/FFiduciaires.html

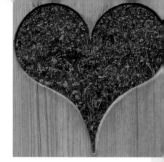

# CHAPITRE 14

# Le rouge et le vert

A rbre coronarien. Racine aortique. Tronc commun. Branche droite. En étudiant le cœur, on est frappé de constater à quel point sa description emprunte au végétal. La médecine reprend ainsi l'héritage des premiers humains décrivant les végétaux pour en exploiter les propriétés. C'est la première étape d'une prise de conscience. Nommer l'enfant à naître lui confère un statut. Ce n'est plus «le bébé», c'est «Audrey». La perception devient réalité.

Arborisation terminale. Feuillet valvulaire. Branche marginale. Capillaires.

Plus fascinantes encore, les dénominations végétales que l'on retrouve en anatomie cardiaque vont au-delà des métaphores décrivant le système cardiovasculaire. Et les liens évolutifs entre le système circulatoire et le système végétal sont plus que des symboles. En réalité, la nature a déployé des recettes parallèles et complémentaires pour édifier le végétal et l'animal. De fait, les deux règnes ont un même ancêtre et la différenciation se serait faite il y a 500 millions d'années, les cellules communes ayant continué à se façonner mutuellement. La découverte de ces parallèles constitue une grande source d'émerveillement.

Si le lien entre végétal et animal s'est perpétué, c'est par l'entremise de deux merveilleuses protéines : l'hémoglobine et la chlorophylle. La rouge et la verte. Leur mission conjointe : assurer le passage de l'oxygène et du gaz carbonique entre le végétal et l'animal. Troc vital et millénaire.

La verte chlorophylle est la particule fondamentale de la plus formidable pile photovoltaïque du monde : le couvert végétal, accomplissant chaque jour le miracle qui permet de transformer du $CO_2$ en oxygène, cet élément essentiel à la vie et indispensable au cœur traité pour détresse respiratoire.

Source d'oxygène, l'arbre est un allié fondamental pour le cardiologue en particulier et pour l'humain en général. Après l'ère glaciaire, la moitié de la surface terrestre s'est couverte d'arbres sur plus de 125 millions de kilomètres carrés. Ces arbres ont aspiré les gaz à effet de serre de l'atmosphère primitive pour l'emplir d'oxygène. Aujourd'hui, ce couvert d'arbres n'occupe que 1% de la surface de la Terre, mais cette petite proportion suffit à produire chaque seconde les tonnes d'oxygène nécessaires pour maintenir une atmosphère vitale, avec ses 21% d'oxygène. Énergie requise : le Soleil (énergie on ne peut plus durable avec une espérance de vie de cinq milliards d'années). Chaque heure, la Terre reçoit du Soleil une énergie thermique égale à celle que fournissent 21 milliards de tonnes de charbon. L'énergie solaire assure le métabolisme oxygène-gaz carbonique, qui touche chacune des 100 milliards de cellules de notre corps dans un processus continu se déroulant seconde après seconde. L'échange $O_2$-$CO_2$ entre l'humain et son frère l'arbre passe par l'hémoglobine et la chlorophylle, sang animal et sang végétal, les deux circulant pour maintenir la vie. Le sang véhicule l'hémoglobine tandis que la sève s'achemine vers la chlorophylle, celle-ci étant fixe dans les cellules.

Au centre de ces deux protéines, deux métaux précieux : le fer et le magnésium. Le rouge de l'hémoglobine vient de son noyau de fer. Le vert de la chlorophylle vient du magnésium. On est déconcertés, et même émerveillés, de découvrir que les écrins protéiques de ces métaux sont identiques, bien qu'ils appartiennent à deux règnes aussi distincts l'un de l'autre que l'animal et le végétal (figure 1). Ce sont les mêmes molécules ! L'inattendue et étroite filiation de l'homme à l'arbre se situe au fin fond de leurs cellules.

FIGURE 1

**Chlorophylle et hémoglobine**

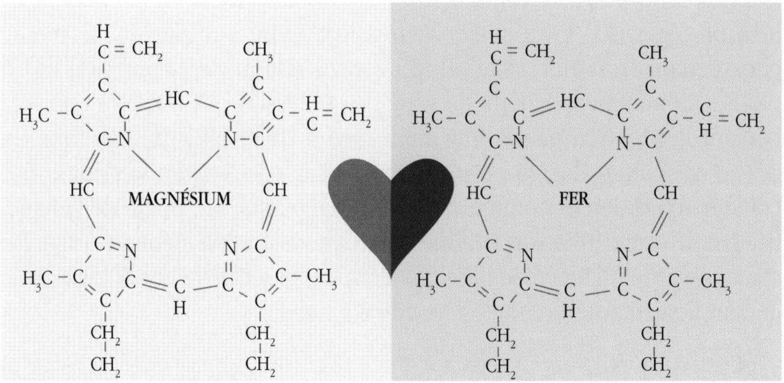

Source : Donald Culross Peattie[1]. Voir la note 1 ci-dessous

La rouge hémoglobine est la partenaire de la verte chlorophylle : elle échange l'oxygène produit par son alliée végétale à partir du $CO_2$. En frôlant nos alvéoles respiratoires dans les capillaires pulmonaires, l'hémoglobine ouvre ses branches protéiques et capte l'oxygène qui s'y trouve. Cette douce oxydation l'illumine, lui permettant de quitter le mauve terne du sang veineux et, tel un petit feu, l'avive d'un beau rouge riche. Pourtant, contrairement au feu, l'hémoglobine n'altère pas la précieuse nature de l'oxygène. Au contraire, elle le transporte – intact – jusqu'aux cellules avides d'énergie. Chacune de ces cellules absorbe doucement l'oxygène à 37 degrés pour en produire le carburant de nos cellules, l'adénosine triphosphate (ATP), ainsi que du $CO_2$. Émis par cette «combustion tranquille», le $CO_2$ s'en retourne alors dans l'atmosphère où les végétaux l'absorbent. À cette étape, et grâce à la photosynthèse du $CO_2$ avec l'eau, la chlorophylle produit oxygène et sucres. La boucle est bouclée...

Perception humaine, vraisemblablement partagée par certains bovidés : le rouge excite, le vert apaise. Le rouge du sang est un puissant

---

1. Donald Culross Peattie. *Flowering Earth*, 1939, p. 29.

colorant dont une simple goutte réussit à teindre un litre d'eau. Excellent signal d'alarme, visible instantanément à la moindre écorchure. Liée à la perception de la douleur, la vue du sang incite immédiatement à se protéger et à faire cesser l'agression. Cette vue déclenche même chez certains un choc vagal, une mise au ralenti de la pression et du pouls, qui minimise la perte de sang de la blessure. La nature a choisi la couleur la plus alarmante pour nous avertir de la plus minime fuite du précieux liquide. Hasard ou nécessité? À l'inverse, le vert fait partie des couleurs considérées comme apaisantes. Le peintre, ce poète de l'image, désigne le rouge et le vert comme des couleurs complémentaires, analyse soutenue par la science de l'optique et que l'on retrouve en biologie dans la complémentarité hémoglobine-chlorophylle.

On comprend de mieux en mieux les multiples liens du végétal avec la santé humaine. Et cela éclaire notre besoin impératif de rester profondément alliés et défenseurs de notre environnement.

C'est précisément ce qu'avait saisi l'Homme qui plantait des arbres…

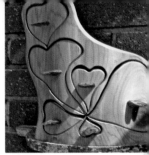

Artisan : Deni Forest

# CHAPITRE 15

# Le cœur de l'arbre

L'argent ne pousse pas dans les arbres. Ceux-ci ont beaucoup mieux à offrir.

Devant la menace des changements climatiques, la dégradation de l'air, la montée du smog, les îlots de chaleurs urbains, la désertification, la hausse des tempêtes et des conditions extrêmes, la dégradation et la raréfaction de l'eau douce, émerge l'ère post-industrielle. L'*Homo sapiens* tourne sa technologie vers la préservation de son environnement. Le mode de vie revient vers le milieu de vie.

La pression est telle que de plus en plus de gestes abimant l'écosystème deviennent illégaux. La conscience des méfaits écologiques déplace notre surmoi collectif vers la qualité du milieu. Transgressant les frontières, une nouvelle spécialité juridique émerge : le droit de la responsabilité environnementale.

Le CERDEAU s'est penché là-dessus. C'est le Centre d'études et de recherche en droit de l'environnement, de l'aménagement et de l'urbanisme de l'Université Paris I – Panthéon-Sorbonne. En novembre 2008, un rapport est produit sur les nouveaux impacts juridiques des errances écologiques. L'avocate Marta Torre-Schaub y traite du dommage écologique et s'interroge sur la possibilité d'envisager un concept global qui serait celui d'un préjudice écologique pur. Polluer devient un méfait, voire un crime.

Le XXI^e siècle se distingue du XX^e par la conscience que la qualité de vie nécessite le maintien du milieu au lieu de simplement l'assujettir. Humain et nature, une relation de couple qui passe maintenant par l'équité et la réciprocité. Cette nouvelle tendance est largement explorée dans *L'équilibre sacré*, ouvrage phare de David Suzuki qui propose des pistes pour concilier notre qualité de vie et sa pérennité, clairement menacée par la course effrénée du siècle dernier vers une certaine forme de progrès. Ce «progrès» a souvent été justifié par sa seule existence. Devant des évolutions plus ou moins questionnables, on entend souvent justifier: «C'est le progrès!». Il a connu tant d'errances, par ignorance ou égocentrisme, que l'homme est contraint à une formidable remise en question planétaire de l'équilibre entre nos besoins et nos ressources.

Le début du XXI^e siècle voit coïncider deux phénomènes mondiaux: crise économique et crise environnementale. La tempête parfaite, selon l'économiste Jacques Ménard dans une lettre éditoriale de *La Presse*, le 12 février 2009. Est-ce un hasard? Nonobstant les spéculations sur la coïncidence de ces deux événements, plusieurs observateurs voient une occasion de conjuguer les deux objectifs. Bonne opportunité pour l'individu, pour la société, pour l'industrie.

Pour l'individu, l'écologie, c'est comme le jardinage: des milliers de petits gestes quotidiens en un tout cohérent, au même titre que l'hygiène. Ces petits gestes s'enseignent et il est tout autant valorisant que rentable de les faire. Pour la société, c'est de mettre à portée des individus des possibilités simples dans notre quotidien. Pour l'industrie, c'est de se conformer à un nouveau défi: introduire des produits n'ayant pas plus d'empreinte environnementale que ce que la nature fait elle-même.

Il y a peu, l'attrition écologique ou la faiblesse de l'économie d'un lointain pays asiatique ou africain n'affectait pas ou peu le Canada. Maintenant oui, et de plein fouet, mondialisation oblige. Épousant les principes de pérennité de Mère Nature, une nouvelle approche pourrait concilier impératifs économiques et écologiques.

Plusieurs écoles et industries d'ingénierie sont à mettre au point différentes technologies pour ramener un environnement sain. On développe des systèmes pour épurer et retenir l'eau, pour climatiser et chauffer à meilleur coût énergétique, pour diminuer le smog urbain, pour extraire particules aériennes oxydantes et $CO_2$, pour capter les polluants toxiques aériens, aquatiques et terrestres, pour atténuer l'effet des UV et le risque du cancer de la peau. On conçoit de nouveaux modes de climatisation et de chauffage basés sur l'énergie immédiatement disponible et évitant la transformation physique de la source d'énergie : vent, soleil, marée, rivière. On développe la géothermie, la captation photonique, l'éolien, la marée motrice, les échanges caloriques par thermopompe. On filtre et purifie l'eau par bassin d'épuration. On érige des murs anti-bruit et anti-vents. On protège nos peaux de l'excès d'UV entraînés par la dégradation aveugle de la couche d'ozone : auvents, marquises, crèmes solaires. De surcroît, ces nouvelles technologies veulent intégrer des effets indirects positifs, une forme de bien-être, une baisse du stress, une stimulation à un mode de vie sain, un milieu favorable au maintien de la santé plutôt qu'à sa dégradation. L'environnement, la mise en valeur du milieu de travail et la qualité de vie font maintenant partie des préoccupations urbanistiques et architecturales. À bien y penser, devant tous ces efforts, cette recherche de salut, ce graal technologique, il existe déjà.

## On appelle cela un arbre

Se réapproprier l'arbre paraît aujourd'hui essentiel pour la santé et la survie de l'homme. À moult égards, l'arbre est tout simplement le yang de l'homme sur la planète. L'arbre est le complément direct de l'humain, sa principale interface avec la nature. Entre autres grands parallèles, l'homme et l'arbre ont la caractéristique commune d'être tous les deux menacés par la grande faucheuse à venir, la 6e extinction. L'International Union for Conservation of Nature[1] estime qu'au train où vont les choses, il y aura extinction des mammifères de plus de trois kilos et des grands

---

1. International Union for Conservation of Nature, http://www.iucn.org/

arbres. Arbre et humain, chêne et roseau, frères morts au combat dont l'instigateur est celui qui est considéré pensant. L'humain, émergeant de son ignorante suffisance, réalise maintenant qu'il doit protéger ce partenaire, sinon les deux péricliteront. Cependant, ils peuvent aussi être les meilleurs alliés, poursuivant leur longue association. À noter que l'arbre se passe très bien de nous. L'inverse est malheureusement faux.

Première grande évidence : l'homme est avide d'oxygène et exhale du $CO_2$ ; l'arbre capte le $CO_2$ et lui retourne de l'oxygène. Symbiose majeure. Lorsqu'un cardiologue traite une détresse respiratoire, qui se traduit par une désaturation en oxygène et une rétention de $CO_2$, son premier allié est l'arbre, fournissant l'oxygène et captant le $CO_2$. Bien au-delà du vital échange moléculaire $O_2$-$CO_2$, la relation homme-arbre réserve beaucoup de surprises.

## L'homme qui plantait des arbres

Le film d'animation *L'homme qui plantait des arbres* est l'immortelle rencontre de la poésie de Jean Giono, de la voix de Philippe Noiret et du graphisme de Frédéric Back.

Évoquant des toiles de Chagall animées, ce film déploie magnifiquement la simple démarche d'Elzéard Bouffier : planter des arbres. À sa première audition, ce sont beauté, tendresse, poésie, humanité qui suscitent notre émotion. Au-delà de l'émoi, on peut reprendre la citation d'André Gide devant *Les Caractères* de Jean de la Bruyère : *«Si claire est l'eau de ces bassins qu'il faut se pencher longtemps au-dessus pour y voir toute leur profondeur.»*

La relecture du texte de Giono à la lumière des dernières connaissances adjoint la raison à notre émotion, la décuplant d'autant. Un peu comme les ouvrages religieux, le message de Giono a tant de degrés d'interprétation, de simple à transcendant, qu'il rejoint toute conscience. La dimension universelle de ce texte est saisissante.

Giono démontre que la simple action de végétaliser une région entraîne un bouleversement qui touche jusqu'au questionnement philosophique. Relisons quelques extraits à la lumière des plus récentes connaissances scientifiques :

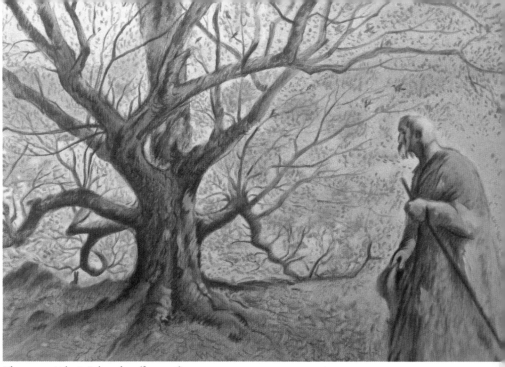

*L'homme qui plantait des arbres* (fragment).
Frédéric Back © Atelier Frédéric Back

*J'entrepris ma longue promenade dans ces déserts, des landes nues et monotones. Je me trouvais dans une désolation sans exemple. Je campais à côté d'un squelette de village abandonné. Je n'avais plus d'eau depuis la veille et il me fallait en trouver.*

La déforestation remonte à l'Antiquité, tant pour établir les villes, que pour l'agriculture et pour l'utilisation du bois comme matériau de construction et de chauffage. Depuis 200 ans, les deux tiers des forêts du monde subissent une forte déforestation. On estime que la Planète a perdu la moitié de ses forêts. En Europe, la surface boisée est passée de 90 % à moins de 15 %. La déforestation a entraîné la destruction de l'habitat de milliers d'espèces. Elle menace près d'un milliard de personnes et le quart des terres. La déforestation entraîne l'assèchement des rivières et des lacs.

Déjà, au XVIIIe siècle, François-René de Chateaubriand disait: «*Les forêts précèdent les hommes, les déserts les suivent.*»

La déforestation, outre de favoriser l'extinction des espèces, est aussi responsable de 20% des émissions de dioxyde de carbone, soit davantage que toutes les industries de transport. Selon une étude intitulée *The Economics of Ecosystems and Biodiversity* présentée en 2008 à la conférence de l'ONU sur la biodiversité, le coût de cette destruction de la nature représenterait 2 000 milliards d'euros par an, soit 6% du PIB mondial[2].

*Sur ces terres sans abri et hautes dans le ciel, le vent soufflait avec une brutalité insupportable. Il me fallut lever le camp. À cinq heures de marche de là, je n'avais toujours pas trouvé d'eau et rien ne pouvait me donner l'espoir d'en trouver. C'était partout la même sécheresse, les mêmes herbes ligneuses.*

La déforestation a entraîné l'érosion et la dévitalisation d'immenses régions. À Beijing et en Afrique du Nord, les tempêtes de sable font avancer les déserts et attaquent les cités. La déforestation résulte en ruissellement en surface des pluies et entraîne des inondations catastrophiques et des coulées de boue dévastatrices.

*Ce sont des endroits où l'on vit mal. Les familles, serrées les unes contre les autres dans ce climat qui est d'une rudesse excessive, aussi bien l'été que l'hiver, exaspèrent leur égoïsme en vase clos. L'ambition irraisonnée s'y démesure, dans le désir continu de s'échapper de cet endroit. Les hommes vont porter leur charbon à la ville avec leurs camions, puis retournent. Les plus solides qualités craquent sous cette perpétuelle douche écossaise.*

---

2.  http://www.unep.org/publications/ebooks/annual-report09/Content.aspx?id=ID0E2B1

Un nouveau mouvement est né en 1992 : l'écopsychologie[3,4]. Après s'être concentrée sur l'individu et sur son inconscient avec la psychanalyse, puis sur ses relations affectives et sociales avec les thérapies systémiques, la psychologie élargit son champ pour s'intéresser à la relation avec l'environnement[5].

À l'hôpital, bénéficier d'une vue donnant sur la nature diminue les complications postopératoires et raccourcit la convalescence[6]. Les patients récupérant de chirurgie dans des chambres avec une vue sur la nature comparativement à ceux voyant un mur de briques ont un séjour hospitalier plus court, moins d'évaluations négatives du personnel, prennent moins d'analgésiques et ont un score légèrement moindre de complications mineures postopératoires.

*Il y a concurrence sur tout, aussi bien pour la vente du charbon que pour le banc à l'église, pour les vertus qui se combattent entre elles, pour les vices qui se combattent entre eux et pour la mêlée générale des vices et des vertus, sans repos.*

En ville, les relations entre voisins sont meilleures lorsque les maisons sont encadrées par des haies naturelles et la vie est plus calme dans les quartiers bénéficiant d'espaces verts[7]. D'autres études montrent que la proximité d'environnement naturel est corrélée avec une diminution de crimes, d'agression et de violence, avec une amélioration

---

3. Sylvain Michelet. «Écopsychologie : la psy se met au vert». Psychologies magazine, mai 2009. http://www.psychologies.com/Planete/Eco-attitude/Ecocitoyen/Articles-et-Dossiers/Ecopsychologie-la-psy-se-met-au-vert

4. Ann Sloan Devlin et Allison B. Arneill. «Health Care Environments and Patient Outcomes : A Review of the Literature». *Environment and Behavior*, 2003, 35 ; 665.

5. Rachel Kaplan et Steven Kaplan. *The experience of Nature: A Psychological Perpective.* Cambridge University Press, 1989.

6. Ulrich, R.S. «View through a window may influence recovery from surgery». *Science*, 1984, 224, 420-421.

7. Jo Nurse, Damian Basher, Angie Bone et William Bird. «An ecological approach to promoting population mental health and well-being – A response to the challenge of climate change». *Perspectives in Public Health*, 2010, 130 (1) : 27-33.

du civisme et des relations de voisinage[8,9]. Utiliser la nature pour bâtir des communautés par la participation à des activités en nature augmente l'appartenance communautaire et renforce le voisinage urbain[10,11].

*Par là-dessus, le vent également sans repos irrite les nerfs. Il y a des épidémies de suicides et de nombreux cas de folie, presque toujours meurtrières.*

Dès 1972, Wilson relève que les patients dont la chambre d'hôpital est dépourvue de fenêtre ont significativement plus de délirium organique que ceux ayant une chambre avec vue[12]. Le contact avec la nature améliore l'attention et diminue les symptômes des enfants porteurs de troubles de l'attention. Il améliore chez les écoliers l'autodiscipline et le développement émotif. Le contact et la vue d'un environnement naturel diminuent des indicateurs de stress telles la conductance cutanée, la pression artérielle et améliorent la perception de bien-être mental[13].

*Il s'appelait Elzéard Bouffier. Il avait possédé une ferme dans les plaines. Il y avait réalisé sa vie. Il avait perdu son fils unique, puis sa femme. Il s'était retiré dans la solitude où il prenait plaisir à vivre lentement, avec ses brebis et son chien. Il avait jugé que ce pays mourait par manque d'arbres.*

---

8. F.E. Kuo et W.C. Sullivan. «Aggression and violence in the inner city: Effects of environment via mental fatigue». *Environment and Behavior,* 2001, 33: 543-571.

9. F.E. Kuo et W.C. Sullivan. «Environment and crime in the inner city: Does vegetation reduce crime». *Environment and Behavior,* 2001, 33: 343-367.

10. F.E. Kuo, W.C. Sullivan, R.L. Coley et L. Brunson. «Fertile ground for community: Inner-city neighborhood common spaces». *American Journal of Community Psychology,* 1998, 26: 823-851.

11. M.E. Austin. «Partnership opportunities in neighbourhood tree-planting initiatives: Building from local knowledge». *Journal of Arboriculture,* 2002, 28: 178-186.

12. L.M. Wilson. «Intensive care delirium: The effect of outside deprivation in a windowless unit». *Archives of Internal Medicine,* 1972, 130, 225-226.

13. *Natural Thinking: A Report for the Royal Society for the Protection of Birds. Investigating the Links Between the Natural Environment, Biodiversity and Mental Health.* Bird W. Sandy: RSPB, 2007. http://www.rspb.org.uk/ourwork/policy/health/index.asp

Telle l'île de Pâques, les civilisations disparues décrites dans *Effondrement* de Jared Diamond sont une résultante bien concrète de la déforestation. À l'échelle planétaire, les taux de $CO_2$ dans l'atmosphère ont déjà dépassé les seuils sécuritaires que certains estiment à 350 ppm (parties par million). Nous en sommes actuellement à près de 390 ppm. C'est pourquoi des experts climatiques estiment que la remise en état des forêts constitue un axe stratégique pour ramener les concentrations atmosphériques à des niveaux jugés sécuritaires. Évidemment, ce recours aux écosystèmes pour siphonner le carbone déjà présent dans l'atmosphère n'a de sens que si nous entreprenons de réduire de façon draconienne la déforestation ainsi que les émissions dues à la production d'énergie, aux transports ou encore à l'agriculture et à l'élevage.

*Il ajouta que, n'ayant pas d'occupations très importantes, il avait résolu de remédier à cet état de choses. Depuis trois ans il plantait des semences d'arbres dans cette solitude. Il en avait planté cent mille. Sur les cent mille, vingt mille étaient sortis. Sur ces vingt mille, il comptait encore en perdre la moitié, du fait des rongeurs ou de tout ce qu'il y a d'impossible à prévoir dans les desseins de la Providence. Restaient dix mille chênes qui allaient pousser dans cet endroit où il n'y avait rien auparavant.*

Le rôle des forêts dans la régulation climatique est à ce point important que les Nations Unies ont élaboré un programme appelé REDD (Reduction of Emissions from Deforestation and Forest Degradation). Ce programme entend mettre en place des mécanismes ainsi que des incitatifs financiers visant la préservation des forêts existantes. Un partenariat mondial pour la protection des forêts tropicales a été officiellement lancé, le jeudi 27 mai 2010, à Oslo ; il regroupe neuf pays donateurs (Norvège, États-Unis, France, Allemagne, Royaume-Uni, Australie, Japon, Suède, Danemark), l'Union européenne et une quarantaine de pays forestiers[14].

---

14. *Forêt/Reforestation. Visionnaires planétaires. Guide de survie d'une planète en péril.*
http://www.earthkeepersthefilm.com/fr/themes-2/foretreforestation/

*Je lui dis que, dans trente ans, ces dix mille chênes seraient magnifiques. Il me répondit très simplement que, si Dieu lui prêtait vie, dans trente ans, il en aurait planté tellement d'autres que ces dix mille seraient comme une goutte d'eau dans la mer.*

En élaborant le programme nommé «Plantez pour la Planète», le PNUE (Programme des Nations Unies pour l'environnement) s'est directement inspiré de l'expérience menée par le mouvement citoyen kényan The Green Belt Movement animé par Wangari Maathai. Cette dame, au terme de 20 années de lutte et de 30 millions d'arbres plantés, a vu son travail récompensé quand elle a reçu le Prix Nobel de la Paix en 2004. L'objectif initial de «Plantez pour la Planète» était de planter 1 milliard d'arbres. Toutefois, le succès de l'opération a complètement bouleversé le plan initial; en effet, pour la seule année 2007, plus de 1,7 milliard d'arbres ont été mis en terre! On a donc reformulé l'objectif initial pour le porter à 7 milliards d'arbres[15].

*C'est sans idée préconçue que je repris le chemin de ces contrées désertes. Le pays n'avait pas changé. Toutefois, au-delà du village mort, j'aperçus dans le lointain une sorte de brouillard gris qui recouvrait les hauteurs comme un tapis. Depuis la veille, je m'étais remis à penser à ce berger planteur d'arbres. Il avait imperturbablement continué à planter.*

*Les chênes de 1910 avaient alors dix ans et étaient plus hauts que moi et que lui. Le spectacle était impressionnant. J'étais littéralement privé de parole et, comme lui ne parlait pas, nous passâmes tout le jour en silence à nous promener dans sa forêt. Elle avait, en trois tronçons, onze kilomètres de long et trois kilomètres dans sa plus grande largeur.*

*Il avait suivi son idée, et les hêtres qui m'arrivaient aux épaules, répandus à perte de vue, en témoignaient. Les chênes étaient drus et avaient dépassé l'âge où ils étaient à la merci des rongeurs; quant aux desseins de la Providence elle-même, pour détruire l'œuvre*

---

15. *La campagne pour un milliard d'arbres – pour une croissance verte.* Programme des Nations Unies pour l'environnement. http://www.unep.org/billiontreecampaign/french/index.asp

*créée, il lui faudrait avoir désormais recours aux cyclones. Il me montra d'admirables bosquets de bouleaux qui dataient de cinq ans. Il leur avait fait occuper tous les fonds où il soupçonnait, avec juste raison, qu'il y avait de l'humidité presque à fleur de terre. Ils étaient tendres comme des adolescents et très décidés.*

*En redescendant par le village, je vis couler de l'eau dans des ruisseaux qui, de mémoire d'homme, avaient toujours été à sec. C'était la plus formidable opération de réaction qu'il m'ait été donné de voir.*

La reforestation entraîne la captation et la rétention d'eau. Une forêt est un bassin de rétention, un lac vertical, chaque grand arbre pouvant emmagasiner jusqu'à 400 litres d'eau. L'enracinement freine le ruissellement, favorise le drainage du sol et le remplissage des nappes phréatiques. La présence d'arbres condense l'humidité et régularise les pluies, favorisant ruisseaux et lacs[16].

*Le vent aussi dispersait certaines graines. En même temps que l'eau réapparut réapparaissaient les saules, les osiers, les prés, les jardins, les fleurs et une certaine raison de vivre.*

L'un des meilleurs vecteurs de biodiversité est le grand arbre. C'est une petite planète à lui seul. Une vie intense s'y installe. Les racines développent une symbiose avec des champignons souterrains qui décomposent les éléments nutritifs du sol, les rendant disponibles pour les radicelles. Des colonies d'insectes y trouvent refuge, aèrent, compostent le sol et pollinisent la végétation avoisinante. Les oiseaux s'installent dans ses frondaisons. Les petits mammifères y trouvent protection et subsistance. La présence d'un arbre favorise l'apparition d'autres végétaux dans son périmètre[17].

*Certains de ces villages tristes dont j'ai parlé au début de mon récit s'étaient construits sur les emplacements d'anciens villages*

---

16. *Les arbres : pour notre santé et celle de nos villes.* Arbres Canada, Publications. http://www.treecanada.ca/site/?page=publications&lang=fr
17. David Suzuki et Wayne Graady. *L'arbre, une vie.* Montréal : Boréal, 2005.

*gallo-romains dont il restait encore des traces, dans lesquelles les archéologues avaient fouillé et ils avaient trouvé des hameçons à des endroits où au XX<sup>e</sup> siècle on était obligé d'avoir recours à des citernes pour avoir un peu d'eau. Le côté d'où nous venions était couvert d'arbres de six à sept mètres de haut. Je me souvenais de l'aspect du pays en 1913 : le désert...*

À ce jour, pas moins de 10 milliards 300 millions d'arbres ont été plantés par le programme «Plantez pour la Planète». Les ressources financières associées au projet permettent actuellement la plantation de 11,85 milliards d'arbres qui sont autant «d'éponges à carbone». Les succès remportés au chapitre de la reforestation ne devraient pas nous permettre de nous asseoir sur nos lauriers. En effet, tous ces efforts correspondent à une superficie replantée de 1,5 million d'hectares. Or, il disparaît encore 13 millions d'hectares boisés par an. Pour compenser les arbres perdus au cours de la décennie écoulée, il faudrait planter 130 millions d'hectares.

*Le travail paisible et régulier, l'air vif des hauteurs, la frugalité et surtout la sérénité de l'âme avaient donné à ce vieillard une santé presque solennelle.*

*Tout était changé. L'air lui-même. Au lieu des bourrasques sèches et brutales qui m'accueillaient jadis, soufflait une brise souple chargée d'odeurs. Un bruit semblable à celui de l'eau venait des hauteurs : c'était celui du vent dans les forêts. Enfin, chose plus étonnante, j'entendis le vrai bruit de l'eau coulant dans un bassin.*

*Les maisons neuves, crépies de frais, étaient entourées de jardins potagers où poussaient, mélangés mais alignés, les légumes et les fleurs, les choux et les rosiers, les poireaux et les gueules-de-loup, les céleris et les anémones. C'était désormais un endroit où l'on avait envie d'habiter.*

Les enfants qui vivent dans les quartiers où se trouvent un plus grand nombre de parcs, d'espaces verts et d'aires récréatives s'engagent davantage dans le transport actif, selon une récente étude. Ces résultats présentés au congrès de l'American Heart Association de 2009 font partie de la Quebec

Adipose and Lifestyle Investigation in Youth (QUALITY) qui suit quelque 600 enfants et leurs parents biologiques afin d'observer chez les enfants l'histoire naturelle du surpoids et des risques cardiométaboliques[18]. Pour chaque parc additionnel situé dans un rayon de 750 m de leur domicile, la probabilité de marcher jusqu'à l'école est plus du double chez les filles et celle de la marche de détente chez les garçons augmente de 60%. «Il existe un lien très fort entre la marche, l'activité sous toutes ses formes et le nombre d'espaces publics ouverts et récréatifs se trouvant à proximité, notamment les parcs, les terrains de jeu et de sport, a indiqué Tracie Ann Barnett, auteure principale, professeure au Département de médecine sociale et préventive de l'Université de Montréal et chercheuse au Centre de recherche de l'Hôpital Sainte-Justine[19].

*Il n'a fallu que les huit ans qui nous séparent de cette époque pour que tout le pays resplendisse de santé et d'aisance. Les vieilles sources, alimentées par les pluies et les neiges que retiennent les forêts, se sont remises à couler. On en a canalisé les eaux.*

La forêt urbaine est porteuse de santé du milieu et de l'individu. L'économie d'énergie et l'absorption du dioxyde de carbone sont les plus importants avantages offerts par les arbres en milieu urbain. Selon Arbres Canada, un arbre planté en ville peut séquestrer de 5 à 10 fois plus de carbone qu'un arbre planté dans les secteurs ruraux. Un gros arbre peut procurer à lui seul suffisamment d'oxygène pour satisfaire les besoins de quatre personnes durant toute une journée. Un arbre extrait de l'air plus de 7 000 particules de poussière/litre d'air et 22 kilos de $CO_2$ par an. La vaste surface foliaire offerte par le couvert d'un arbre filtre la poussière fine produite par le brûlage des combustibles fossiles qui polluent l'air.

---

18. QUebec Adipose and Lifestyle InvesTigation in Youth (QUALITY) http://www. etudequalitystudy.ca/

19. «Les enfants vivant à proximité d'espaces verts marchent davantage». *UdeM Nouvelles.* 12 mars 2009. http://www.nouvelles.umontreal.ca/recherche/sciences-de-la-sante/les-enfants-vivant-a-proximite-despaces-verts-marchent-davantage.html

Un hectare de forêt urbaine, ou son équivalent végétal planté dans une collectivité, peut éliminer 15 tonnes de smog chaque année. Lorsque le thermomètre monte à 18 °C ou plus, le problème de la pollution de l'air empire. Avec l'addition de la lumière du soleil, les polluants atmosphériques se combinent pour produire des composés secondaires de plus en plus nocifs, comme l'ozone troposphérique. Un autre bienfait offert par le couvert d'un arbre : lorsque l'air passe à travers, plusieurs de ces composés secondaires volatils sont physiquement décomposés en éléments moins nocifs.

Les arbres réduisent la demande en énergie pour la climatisation grâce à l'ombre qu'ils projettent et pour le chauffage par leur protection. Le propriétaire d'une maison protégée contre le vent par des arbres peut économiser entre 10 et 15 % des frais de chauffage et jusqu'à 30 % des frais de climatisation.

De nombreuses études et analyses de la littérature de pays comme l'Australie, le Japon, les Pays-Bas, la Norvège, la Suède, le Royaume-Uni et les États-Unis ont montré comment les arbres, les terres boisées et les espaces verts contribuent à la santé et au bien-être généraux de la population. Ces études ont démontré les bénéfices que l'on pouvait retirer non seulement d'une activité dans la nature (marche ou bicyclette par exemple), mais aussi du simple fait de voir la nature, par exemple par une fenêtre, ou de l'avoir à proximité au cours des activités quotidiennes.

Pour favoriser ces bénéfices, la Commission des forêts (département gouvernemental chargé des forêts en Grande-Bretagne) a signé en 2005 un concordat sanitaire avec diverses institutions en faveur de la nature actives dans le pays. Cet accord décrivait les activités spécifiques que ces organisations allaient entreprendre pour inciter à l'utilisation des espaces verts à des fins sanitaires[20].

Est-ce que l'effet d'un milieu vert est mesurable en termes de santé cardiovasculaire ?

---

20. *Les forêts et la santé humaine.* Food and Agriculture Organization of the United Nations. http://www.fao.org/docrep/009/a0789f/a0789f14.html

## L'arbre, un puissant purificateur

La capacité des arbres à absorber le dioxyde de carbone est bien connue et joue un rôle fondamental dans la lutte contre le changement climatique. On découvre maintenant qu'ils sont capables d'absorber d'autres composés chimiques aériens. La revue *Science* publie en octobre 2010 une étude du Centre national pour la recherche atmosphérique (NCAR) en collaboration avec l'Université du Colorado du Nord et de l'Université d'Arizona[*]. Les auteurs documentent que les arbres ont des capacités de purification d'air dépassant tout ce qui était admis jusqu'à présent. Ils absorbent en forte quantité les composés organiques volatils (COV). Ces COV, tels que les oxydes d'azote (NOx) ou le benzène, sont produits par la production d'hydrocarbures et autres émis par le transport et l'industrie. Ces composés organiques volatils ont des impacts à long terme sur l'environnement, favorisant la formation d'ozone et de gaz à effet de serre, et sur la santé humaine, étant oxydatifs, cancérigènes ou mutagènes.

«Les plantes nettoient notre air à un niveau plus important que nous le pensions», déclare Thomas Karl, scientifique du NCAR et auteur principal de l'étude. «Elles consomment activement certains types de pollution.» En présence de polluants, les arbres augmentent la quantité d'enzyme nécessaire à la dégradation des composés en substances moins toxiques, tout en augmentant la quantité de COV prélevée, ce qui a pour effet secondaire de «nettoyer» l'atmosphère. «Nos résultats montrent que les plantes peuvent adapter leur métabolisme et augmenter leur taux d'absorption de composés atmosphériques en réponse à plusieurs types de stress», ajoute Chandak Basu de l'Université du Colorado du sud et co-auteur de l'étude[**].

[*]    «Efficient Atmospheric Cleansing of Oxidized Organic Trace Gases by Vegetation» .T. Karl, P. Harley, L. Emmons, B. Thornton, A. Guenther, C. Basu, A. Turnipseed, K. Jardine. *Science*, 2010, 330: 816-819. www.sciencemag.org/cgi/content/full/science.1192534/DC1.

[**]   *La jungle urbaine réduit la pollution.* http://www.bulletins-electroniques.com/actualites/65014.htm

## Cœur de l'arbre et cœur humain

L'intérêt du changement de cap vers un modèle cardioenvironnemental se confirme par une autre étude parue en novembre 2008 dans le *Lancet*: *Effect of exposure to natural environment on health inequalities*[21]. La conclusion est marquante: la mortalité cardiovasculaire est moindre dans les milieux verts comparativement aux milieux minéralisés. Les centres-villes bétonnés tuent.

Cette immense étude (quarante millions de sujets!) est le fruit d'une autre belle aventure scientifique. On la doit à deux Écossais déterminés: Richard Mitchell et Frank Popham. Mitchell travaille au Public Health and Health Policy de l'Université de Glasgow. Popham est du School of Geography and Geosciences de l'Université de St-Andrews. Comme dans Biotopes, rencontre d'un épidémiologiste et d'un géographe.

Leur hypothèse est que si les milieux verts sont meilleurs pour la santé, alors il devrait y avoir une différence de mortalité entre les milieux verts et les milieux bétonnés. L'autre hypothèse étudiée, mais déjà reconnue depuis longtemps, est que les différences de revenus sont associées à des espérances de vie différentes. Les riches vivent plus vieux que les pauvres, situation observée et reconnue depuis l'Antiquité. L'originalité de cette étude est d'évaluer l'interaction des deux variables, milieu vert et revenu.

Cette étude est colossale, impensable avant les ordinateurs et les banques de données géantes. Quarante millions de sujets de sa gracieuse Majesté ont été étudiés pendant 5 ans, de 2001 à 2005. Ont été inclus tous les Britanniques, sauf les retraités, pour se concentrer sur la population active. Ces 40 millions de personnes ont été divisées selon deux catégories: du riche au pauvre, sur une échelle de 1 à 4, et du milieu du plus minéral au plus vert, gradué sur une échelle de 1 à 5. Durant l'étude, il y a eu 366 000 décès dont les constats ont été catégorisés selon le revenu et l'exposition (ou non) à un milieu vert.

---

21. Richard Mitchell et Frank Popham. «Effect of exposure to natural environment on health inequalities: an observational population study». *Lancet*, 2008, 372: 1655-1660.

Deux conclusions majeures émergent :

1. La mortalité globale, pauvres et riches confondus, est plus basse de 6% chez ceux vivant dans le milieu le plus vert. Impression de déjà-vu avec le *Six Cities Study* de Harvard.

FIGURE 1

**Taux de mortalité globale, tous citoyens confondus**

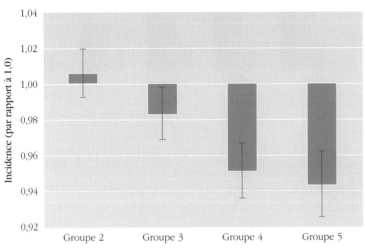

Note : Les citoyens vivant dans les milieux les plus verts ont 6% moins de mortalité globale que ceux vivant dans un milieu bétonné. La ligne 1,00 est le taux de mortalité du groupe 1 en milieu minéralisé.

Source : Richard Mitchell et Frank Popham. Voir la note 21 à la page 196

2. Entre pauvres et riches, le risque relatif de mortalité cardiovasculaire est de 2,19 dans les milieux minéralisés. Dit simplement, le pauvre au centre-ville a un taux de mortalité cardiovasculaire 219% plus élevé qu'un riche. En milieu vert, ce risque relatif de mortalité cardiaque entre pauvres et riches diminue à 1,54%, soit *moitié moins* d'écart. Aucune intervention médicale connue n'a autant d'impact pour réduire les différences sociales devant la maladie.

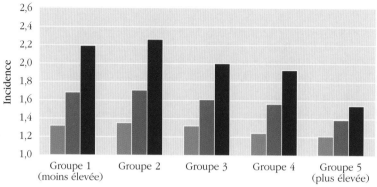

FIGURE 2

**Risque de mortalité cardiovasculaire en milieu minéralisé et vert**

Note : La ligne de base donne le taux de mortalité des plus riches. Les colonnes représentent les 3 autres groupes, du plus riche au plus pauvre. La différence de mortalité cardiovasculaire entre pauvres et riches passe de 219 % en milieu minéralisé à 154 % en milieu vert, soit une réduction de plus de moitié de la différence sociale du risque de mortalité cardiovasculaire.

Source : Richard Mitchell et Frank Popham. Voir la note 21 à la page 196

Cet article tire deux conclusions qui sont en voie de devenir des aphorismes du XXI$^e$ siècle :

- Vivre en milieu vert diminue de 6 % la mortalité globale et, surtout, baisse de moitié les différences de mortalité cardiaques liées au revenu.

- Les implications de l'études sont claires : un environnement favorable à une bonne santé est crucial pour réduire les iniquités sociales devant la maladie.

Laissons l'épilogue à Muriel Barbery, avec quelques lignes tirées de *L'élégance du hérisson*, p. 208.

*Le tilleul dans la cour de la ferme, le chêne derrière la vieille grange, les grands ormes maintenant disparus, les pins courbés par le vent le long des côtes venteuses. Il y a tant d'humanité dans cette capacité à aimer les arbres, tant de nostalgie de nos premiers émerveillements, tant de force à se sentir insignifiant au sein de la nature. L'évocation des arbres, de leur majesté indifférente et de l'amour que nous leur portons nous apprend à la fois combien nous sommes dérisoires à la surface de la terre et nous rend en même temps dignes de vivre, parce que nous sommes capables de reconnaître une beauté qui ne nous doit rien.*

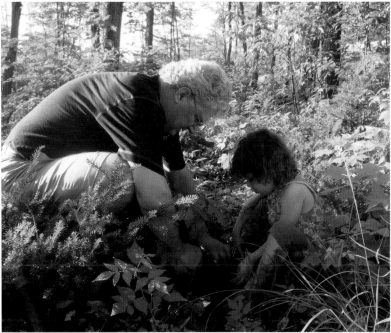

Robert Busilacchi, directeur général de l'Institut de cardiologie de Montréal, plantant un chêne pour sa petite fille Léa.

Karine Busillachi

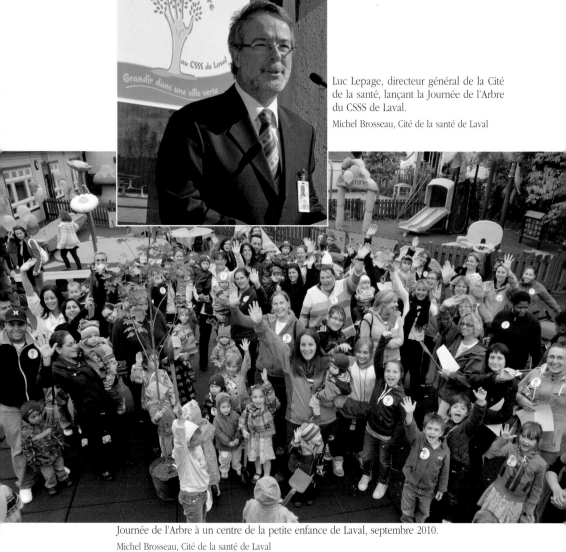

Luc Lepage, directeur général de la Cité de la santé, lançant la Journée de l'Arbre du CSSS de Laval.

Michel Brosseau, Cité de la santé de Laval

Journée de l'Arbre à un centre de la petite enfance de Laval, septembre 2010.

Michel Brosseau, Cité de la santé de Laval